Tratamento ecológico na doença de Parkinson

(Medicaçao, tardia e pouca)

Dr. Rafael González Maldonado

neurologista

Tratamento ecológico na doença de Parkinson

(Medicaçao, tardia e pouca)

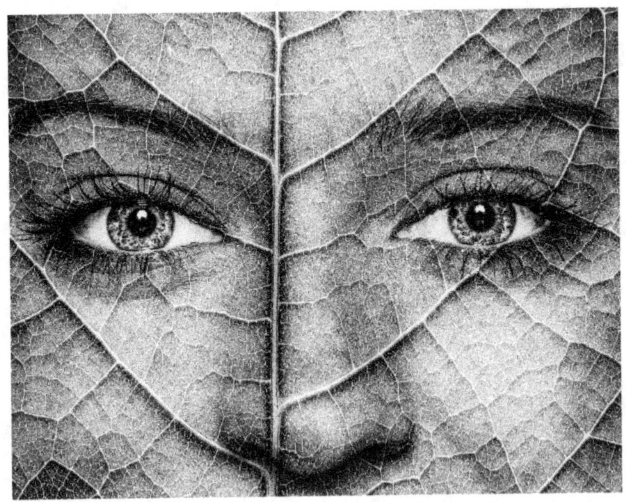

Dr. Rafael González Maldonado

neurologista

Título : Tratamento ecológico na doença de Parkinson
Subtítulo: Medicaçao, tardia e pouca

Autor : Rafael González Maldonado

Editora: KDP Amazon, North Charleston
1ª EDIÇÃO, outubro 2023

ISBN: 9798864331712

AVISO : Os conceitos e dados contidos neste livro não são recomendações médicas, mas sim sugestões discutíveis e sujeitas a erros. Os doentes e os seus prestadores de cuidados devem seguir sempre os conselhos do seu médico.

para Yairelis

*Este simples acidente de se enamorar é tão benéfico quanto assombroso. Detém a influência petrificante dos anos, refuta conclusões cínicas e de sangue frio e desperta sensibilidades dormentes.**

(RL STEVENSON, *Virginibus pueris* 1881)

** This simple accident of falling in love is as beneficial as it is astoni-shing. It arrests the petrifying influence of years, disproves cold-blooded and cynical conclusions, and awakens dormant sensibilities (RL STEVENSON 1881).*

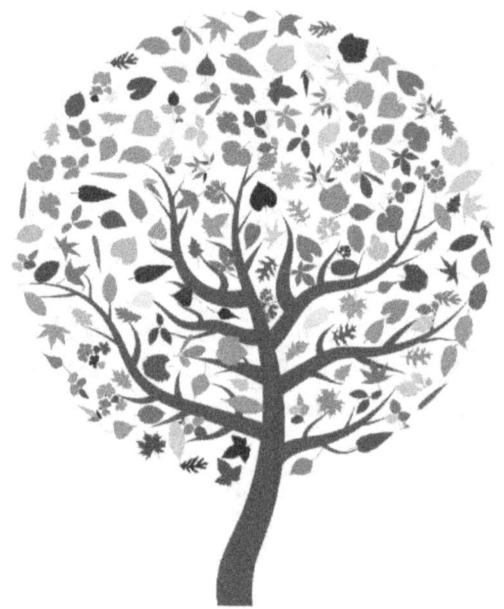

Índice

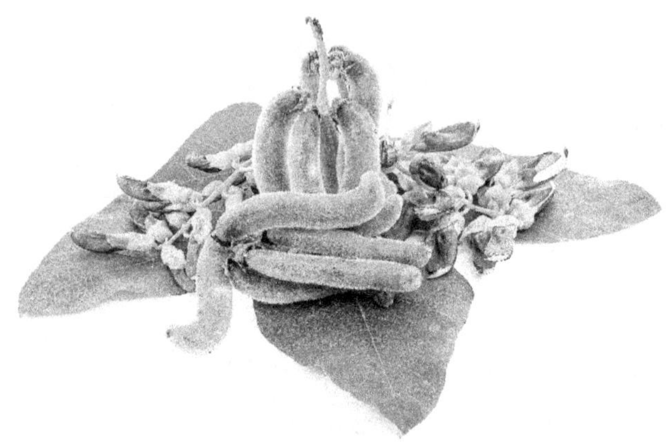

Mucuna pruriens é um feijão tropical com alta concentração de levodopa. As suas sementes, em pó ou em extrato, são o produto natural mais eficaz para tratar a doença de Parkinson.

Os remédios muitas vezes pioram os males. Deixe a natureza fazer lá. O médico sábio deve saber tanto para prescrever quanto para não prescrever, e por vezes a arte consiste mais em não aplicar remédios.

(Baltasar Gracián: A arte da prudência, 1647)

Introdução

A ecologia defende a natureza dos estragos do homem, e este *tratamento ecológico* visa proteger os pacientes do excesso de medicamentos.

Cinco anos após o diagnóstico terão dois tipos de sintomas: os da doença descrita por James Parkinson, e outros que o médico inglês nunca viu. São eles que causam as drogas atuais, em altas doses por meses e anos: discinesias, déficits cognitivos, síncopes, distúrbios do sono, perda do controle dos impulsos...

Os medicamentos são necessários, embora a sua utilizaçao deve ser adiada, e em doses baixas. Nas farmácias você não encontrará nenhum tratamento para a doença de Parkinson, apenas para os sintomas. A evolução não melhora ao tomá-los, muito pelo contrário: os efeitos colaterais se acumulam com o tempo.

Afortunadamente, existem tratamentos que melhoram os sintomas e a evolução da doença de Parkinson, mas não são medicamentos. Não procure na farmácia o que a vida oferece lá fora: o exercício, o prazer, a dieta, a nutrição emocional, a microbiota e as mudanças de estilo de vida aumentam o bem-estar diário e retardam o uso de drogas. E quando necessita de levodopa, é melhor começar pela sua forma natural, na mucuna, un feijão tropical que lhe permitirá reduzir as doses de Sinemet ou Madopar.

Este livro não é uma receita médica, mas é apenas informação para pessoas interessadas na doença de Parkinson. Não deve ser aplicado sem o controlo de um médico.

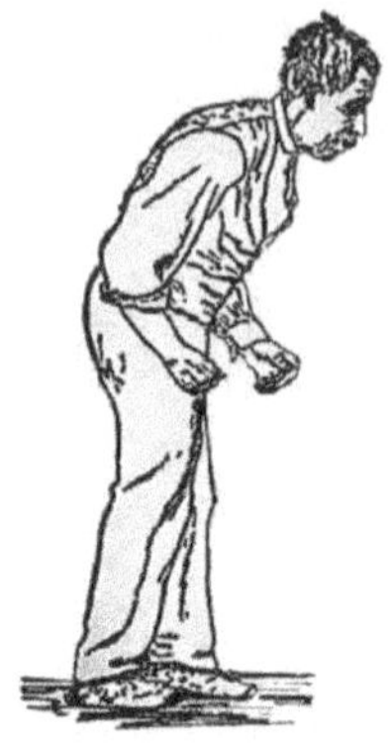

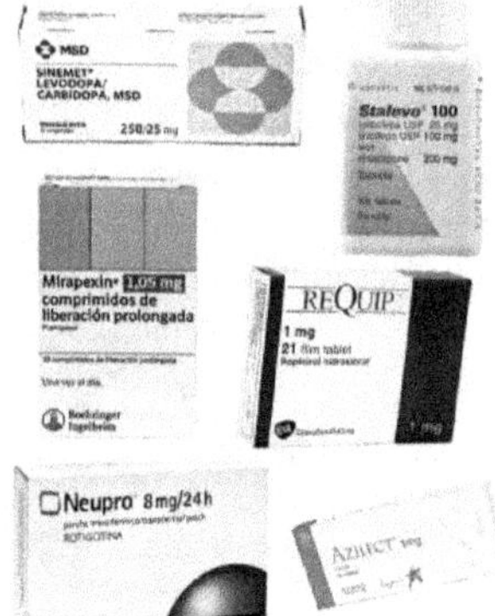

FIGURA 1. Após 4-5 anos de tratamento, os sintomas da doença de Parkinson serão acrescidos dos causados pela medicaçao. Os medicamentos devem ser administrados tardiamente e, quando necessário, em pequenas doses. Medicação, tardia e pouca.

1. Sintomas que o Dr. Parkinson nunca viu

James Parkinson nunca viu discinesias... porque não havia levodopa. Seus pacientes não alucinavam, nem periam o controlo dos impulsos, nem aumentavam os pesadelos, porque ninguém vendia pramipexol ou ropirinol. Sem carbidopa não sofriam de neuropatias e sem rasa-gilina o seu ritmo cardíaco não era perturbado.

AOS 5 ANOS, NOVOS SINTOMAS POR MEDICAMENTOS

*Os remédios muitas vezes pioram os males.** Após quatro ou cinco anos de tratamento, veremos dois tipos de sintomas: os típicos da doença de Parkinson (rigidez, lentidão, tremor) e os *novos,* causados por muitos medicamentos acumulados ao longo de meses e anos.

É assustador ler os prospectos dos fármacos antiparkinsonicos. Eles são necessários, aliviam os sintomas e, mais cedo ou mais tarde, terão de ser tomados. Mas eles têm um rosto menos amigável com o passar dos anos.

Não encontrará na farmácia nenhum tratamento contra a doença de Parkinson, apenas para os sintomas. Se não tomar medicamentos, a evolução da enfermidade irá seguir o seu curso natural. Não estamos perante uma infeção que requer antibióticos contra invasões bacterianas.

---

* B. Gracián adverte: *Muitas vezes os males se agravam com os remédios. Deixe o natureza lá. O médico sábio deve saber tanto para prescrever quanto para não prescrever, e às vezes a arte consiste mais em não aplicar remédios* [89].

Com levodopa ou pramipexol, a mobilidade e o tremor melhoram, mas se não os tomar, a a evolução da doença em nada se agravará, muito pelo contrário.

"DANÇA" PORQUE LHE DERAM DEMASIADO PASTILHAS

Se um paciente se move muito, que parece estar a bailar, é porque ele tem medica-ção demais. A levodopa ou os agonistas, ou ambos, têm de ser reduzidos.

Como estes fármacos não existiam na época de James Parkinson, os seus doentes não sofriam destes movimentos estranhos e "dançantes" dos braços e das pernas, *coreicos* (discinesias). Agora eles não gesticulam por causa da doença, mas porque les receitaram muitos comprimidos, demasiada dopamina. O tremor é outra coisa: um movimento regular, como um pêndulo, porque falta dopamina.

Discinesias e flutuações motoras (oscilações, *on-off*, fenômeno de fim de dose) aparecem quatro ou cinco anos após o uso da medicação. Eles são mais frequentes com levodopa, mas também são observados com agonistas da dopamina (ropinirole, pramipexol) que adicionam efeitos colaterais significativos: alucinações, distúrbios do sono, constipação grave, sonolência diurna.

ELOGIO DA LEVODOPA

Graças à levodopa, os parkinsonianos vivem mais e melhor. Em cinquenta anos, não foi descoberta nenhum medicamento mais eficaz nem mais bem tolerado.[262] Narum momento, terá de ser tomada, mas o problema é que causa discinesias, a longo prazo e com altas doses.

Quando a levodopa chega ao cérebro, os neurônios produzem a dopamina que falta na doença de Parkinson. A dopamina também actua no coração e nos intestinos, e causa taquicardia e náuseas, principalmente no início.

Estas queixas diminuíram desde que os fabricantes adicionaram carbidopa (Sinemet) ou benserazida (Madopar), que inibem a enzima dopadecarboxilase.* O Sinemet 25/250 tem um rácio levodopa/carbidopa de 1:10 que foi depois aumentado a 1:4 no Sinemet Plus 25/100† para reduzir os efeitos colaterais.

MUITA CARBIDOPA AVANÇA A DISCINESIA

É clássico culpar a levodopa pelas discinesias e outras complicações motoras (fim da dose, *on-off*), mas agora alguns especialistas apontam os inibidores da descarboxilase como os culpados ou cúmplices.

E aqueles que tomam proporções maiores de carbidopa (Sinemet Plus) ou benserazida (Madopar) desenvolverão discinesias dois anos antes.‡

No inicior do tratamento com levodopa, os efeitos colaterais são maiores e deve ser combinado com mais inibi-

---

* A dopadecarboxilase metaboliza a levodopa em dopamina, que irrita o coração e os intestinos. A carbidopa inibe a dopadecarboxilase, interrompendo assim a dopamina no sangue, mas não no cérebro, porque não atravessa a barreira hematoencefálica; aí é convertida em dopamina.

† No Sinemet a ratio é de 1:10 (25 mg de carbidopa e 250 mg de levodopa. Alguns pacientes continuaram a ter náuseas e foi alterada para 1:4, no Sinemet Plus 25/100 (menos desconforto, mas algo menos potente).

‡ A discinesia surge aos 4 anos de tratamento com Madopar ou Sinemet Plus (rácio 1:4), e aos 6 anos se utilizaram Sinemet 25/250 (rácio 1:10).[9]

dores da descarboxilase (Sinemet Plus 25/100, Madopar 50/200). Mais tarde, o doente habitua-se à levodopa, tolera-a melhor e necessita de menos carbidopa (Sinemet 25/250). Nos casos avançados, as discinesias melhoram com a redução da carbidopa e mesmo com a levodopa isolada.[106]

Na mucuna não há carbidopa nem benserazida e talvez por isso dificilmente gere discinesias.

COM POUCA LEVODOPA, HAVERIA POUCAS DISCINESIAS

As discinesias devidas à levodopa são dependentes da dose. Se não tomar mais de 300-400 mg por dia nos primeiros anos, haverá poucas complicações motoras.[120,128]

Com essas doses baixas, neurologistas de prestígio preferem administrar levodopa desde o início,[120,128,150] como alternativa aos agonistas da dopamina, menos eficazes e com interações e efeitos colaterais significativos.*

Proponho-lhe uma terapia mista, mais ecológica: muito pouco Sinemet Plus (1-2 comprimidos por dia, repartidos em duas ou três tomas) e um suplemento de levodopa natural (mucuna).

OS AGONISTAS SÃO "ACÓLITOS" INCÓMODOS

Os agonistas da dopamina (ropinirol, pramipexol) imitam a ação da levodopa, são "acólitos" ou auxiliares molestos e pouco eficazes. São vendidos sob o pretexto de

---

*Em pacientes que tomaram 300 mg de levodopa diariamente por 80 semanas, não houve alterações na evolução da doença.[234]

que a levodopa causa discinesias,* mas também as provocam, a par de outras complicações:[130.262] pesadelos, distúrbios do sono REM, alucinações visuais, episódios de confusão, hipersexualidade, jogo patológico, compras compulsivas e outros distúrbios...

PORQUÉ "AGUENTAR" 2 ANOS COM AGONISTAS?

O ropinirol e o pramipexol causam menos discinesias do que a levodopa, mas são menos eficazes. A maioria dos pacientes não os suporta por muito tempo† porque vêem pouco benefício e muitos danos. Aos dois ou três anos, precisam de adicionar levodopa.

Os pacientes que tomaram unicamente agonistas, aos 5 anos, têm menos discinesias que os tratados com levodopa. Mas após 2-3 anos, não há diferenças, apesar da "poupança" de levodopa.[193] A suposto efeito "preventivo" de complicações motoras não funciona ‡. O tratamento precoce com agonistas da dopamina não melhora os resultados dos pacientes.[206]

CONSTIPAÇAO, PESADELOS, SOMNOLÊNCIA DIURNA

Anos antes dos sintomas motores, os doentes têm prisão de ventre, mas esta é muito agravada pela medicação, especialmente com agonistas da dopamina.[165]

---

* Os laboratórios que vendem agonistas são os que mais insistem que a levodopa causa discinesias.

† Mais e mais pacientes rejeitam o tratamento com agonistas, metade desiste antes do ano.[68, 192]

‡ A toma isolada de agonistas resulta em menos discinesia, mas em breve terá de ser adicionada levodopa. No final, a sua situaçao será a mesma que se tivesse estado a tomar... e terá perdido anos de qualidade de vida.

Metade dos pacientes sente sono durante o dia.[209] Isto é favorecido pela doença, porque os centros nervosos do sono (locus ceruleus) degeneram, mas com o tratamento há mais sonolência diurna, especialmente com agonistas e benzodiazepínicos. E quando o sono é perturbado, a evolução cognitiva e motora piora.

O sono noturno também é afetado por os agonistas, que reduzem o sono REM (onde ocorre a maior parte dos sonhos) quase desde o início.[27] O ropinirole é o que mais prejudica o sono noturno, o que mais causa sonolência durante o dia e o que mais causa discinesias.[131]

ACIDENTES DE TRÂNSITO DEVIDOS A AGONISTAS

Se você sofreu um acidente de trânsito porque adormeceu subitamente ao volante, a culpa é do pramipexol ou ropinirol; isso já sucedeu outras vezes.[31] E não me refiro à sonolência diurna habitual, mas a ataques de sono súbitos, que são muito perigosos porque são imprevisíveis.[22,31,255]

Todos os agonistas (ropinirole, pramipexol e também os ergots que não são mais usados) podem desencadear ataques de sono, [22,171,255] por vezes sem aviso de somnolência. O risco aumenta com altas doses e tratamentos longos; é menor com levodopa e outros [171.255].

CORAÇÃO, PRESSÃO ARTERIAL E IMAO

Os IMAOs* (selegilina, rasagilina e safinamida) favorecem as crises hipotensivas ou hipertensivas e alteram o

---

* IMAOs são drogas que inibem a monoamina oxidase: selegilina (Plurimen), rasagilina (Azilect) e safinamida (Xadago).

ritmo cardíaco. Aliviam a sonolência durante o dia, mas pioram o sono noturno. Alguns precisam de rasagilina porque sem ela se movimentam menos, mas, en geral, não compensa a relação benefício/dano, exceto em alguns jovens e em casos especiais.

Quando um paciente fica tonto ao se levantar, usualmente é devido à hipotensão ortostática, e às vezes chega a síncope. Isso é causado pela doença, mas é agravado por IMAOs, levodopa, agonistas e outros medicamentos.*

Em algumas publicações, verifica-se um ligeiro aumento da mortalidade nos doentes que tomam inibidores da MAO-B em comparação com os que são tratados com agonistas. A situação é ainda mais grave se estes forem combinados com outros medicamentos. O risco é mais elevado nos homens, nos idosos e nas pessoas com hipertensão ou problemas cardíacos.[231]

OS DEMÓNIOS DA DOPAMINA INVADEM O TÍMIDO

Toda a sua vida o vimos tão tímido e calado e agora se acha o melhor do mundo. É obcecado por compras e sexo, sempre tentando flertar, inventa negócios fantásticos e pode jogar todo o seu dinheiro no cassino. É uma pessoa diferente... desde esse tratamento.

Trata-se da falta de controlo dos impulsos, um fenómeno que o Dr Lees denomina de *demônios da dopamina*.[59] Uma carga excessiva de medicamentos conduz à

---

*Nos hipertensos antes do Parkinson, a pressão arterial diminui à medida que a doença progride e fazem uso de antiparkinsonianos, com risco de síncope. Você tem que reduzir hipotensos.

síndrome de desregulação dopaminérgica. Os culpados habituais são os agonistas, por vezes desde o início e em doses muito baixas: como um doente que se tornou viciado no jogo e hipersexual com apenas 0,18 mg de pramipexol.[51]

Uma variante que muitas vezes passa despercebida é o chamado *punding*: comportamentos estereotipados, com respostas motoras automáticas, em que o doente insiste em montar e desmontar objectos, pegando neles e ordenando-os obsessivamente.[8]

SE ALUCINAÇÕES, RETIRE TUDO, EXCETO LEVODOPA

Os fármacos antiparkinsónicos podem causar alucinações visuais, principalmente o pramipexol e outros agonistas dopaminérgicos.[123,180] Com a amantadina ocorrem casos de delirium, psicose e mania.[154]

A patologia psiquiátrica segue uma sequência definida: começam com problemas de sono (insônia, pesadelos, agitação); depois vêm sonhos vívidos, alucinações, delírios e terminam em psicose.[123] Quando se detecta esta cronologia, todos os medicamentos antiparkinsónicos, exceto a levodopa, devem ser reduzidos ou retirados.

POR QUE OS DOENTES MORREM MAIS CEDO AGORA?

Desde 1967, a levodopa tem sido um tratamento revolucionário, fazendo com que os doentes vivam mais e melhor. Meio século depois, os novos medicamentos não revolucionaram nada.

Coincidência ou não, a mortalidade pelo mal de Parkinson, que havia caído drasticamente, vem aumentando nos últimos anos, justamente quando os pacientes contam com mais médicos e mais remédios.

Desde 1999, têm morrido mais doentes nos Estados Unidos, de todas as raças e idades, especialmente homens brancos.[198] O mesmo ocorre na Espanha, Inglaterra, Austrália [182] e outros países.*

Isso poderia ser atribuído a uma maior incidência ou ao fato de a doença de Parkinson ser mais codificada como causa de morte [38] mas há outras opiniões. †.Os dados são claros , embora as interpretações variem. Alguns sugerem que a polifarmácia em parkinsonianos melhora sua qualidade de vida, mas tambén a encurta, que eles viverão menos anos.

OS LABORATÓRIOS PAGAM OS ENSAIOS CLÍNICOS

Não questiono a honestidade da indústria farmacêutica, mas os ensaios clínicos mais difundidos são aqueles desenhados, encomendados, pagos e publicados pelos laboratórios, sobre os medicamentos que vendem. E, claro, os resultados mais favoráveis são aqueles que são enviados para periódicos e conferências. As conclusões negativas são muito menos comentadas [128].

---

* Na Espanha, as mortes por doença de Parkinson aumentaram espetacularmente (78%) de 2006 (2.508 mortes) a 2018 (4.483) [264] . Também na Inglaterra aumentaram entre 2001 e 2014.

† Pacientes com DBS (estimulação cerebral profunda) vivem mais.[182] Alguns dizem que a intervenção é neuroprotetora. Outros sugerem que a "proteção" é que, como eles precisam de menos drogas, os danos que causam são reduzidos.

Os ensaios são geralmente feitos com pacientes médios. Não estão incluídos os casos difíceis ou avançados, nem os maiores de 75 anos, nem os com problemas cardíacos ou polipatologias.[149] Nestas pessoas, os efeitos adversos não estão suficientemente estuda-dos.[128]

SE A MEDICAÇÃO NÃO MELHORAR, NÃO TOME

Os medicamentos não curam a doença de Parkinson, servem apenas, e nem sempre, para aliviar os sintomas. Por isso, se um medicamento o faz sentir-se mal, diga ao seu médico que quer reduzir ou deixar de o tomar. O mesmo se aplica se o medicamento não o incomoda mas também não o faz melhorar.

Outra regra básica é adiar a medicação o mais possível e, quando precisar dela, tomá-la em doses baixas: me-dicação, tarde e pouco. Sempre sob controlo médico

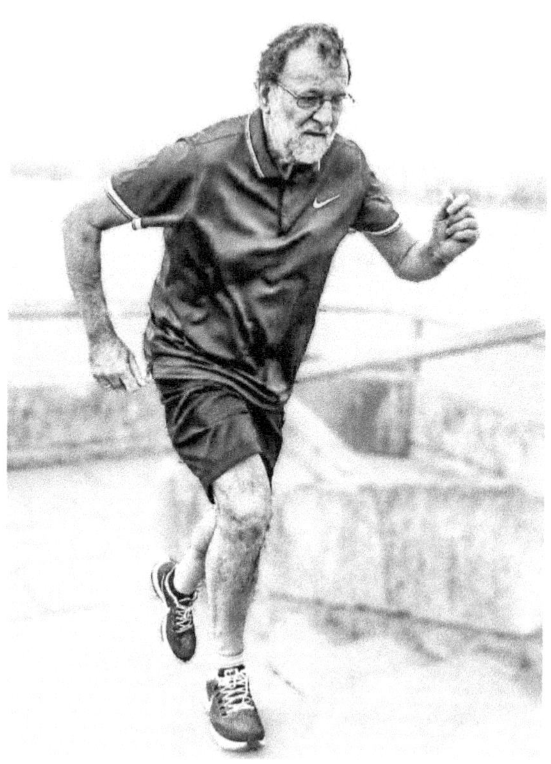

FIGURA 2: A caminhada rápida (passos rápidos, movimentos exagerados dos braços) é o exercício que mais aumenta os níveis de dopamina. Costumávamos vê-lo na televisão quando Mariano Rajoy, então Primeiro-Ministro de Espanha, praticava desporto.

2. Caminhada rápida em vez de Sinemet

Caminhar rápido e ao ar livre é o melhor tratamento para a doença de Parkinson. Nenhum medicamento poderá impedi-la de progredir. Só existe um remédio para retardar sua evolução: o exercício, a atividade física. [57]

O SOFÁ PREDISPÕE AO MAL DE PARKINSON

O sofá predispõe ao mal de Parkinson: na data do diagnóstico, quase todos os pacientes eram sedentários.[135]

As pessoas que se movem muito sofrem menos de Parkinson,[60,210,226] e também menos mal de Alzheimer.[97] Para se proteger, caminhe, nade, faça desporto: mexa-se! A vida é movimento.

Há dois tipos de doentes de Parkinson: 1) os que não andam pioram e morrem mais cedo, e 2) os que se mexem, que vão refrear a doença e viver mais e melhor.[251]

O EXERCÍCIO RETARDA A DOENÇA DE PARKINSON

O exercício físico reduz os sintomas motores, clareia a mente e abranda a doença porque estimula a neuroplasticidade.[114] O movimento aumenta a dopamina no cérebro e protege os neurónios, tal como demonstrado em ratos e observado em doentes.* Uma única sessão de exercício aeróbico já melhora a plasticidade neural e a aprendizagem motora.[28]

CAMINHADA RÁPIDA (A MARCHA DE RAJOY)

Com Parkinson ou sem Parkinson, o que mais aumenta os níveis de dopamina é andar a passo rápido. Caminhar é bom, correr é bom, mas melhor ainda é andar a um ritmo rápido e mexer muito os braços, *como se estivesse acelerando.*[138] É como nos bons carros, mais importante do que a velocidade é a recuperação rápida, a capacidade de acelerar em poucos segundos.

Lembra-se de Mariano Rajoy quando era presidente de Espanha e saiu para dar um passeio rápido, uma caminhada vigorosa? A marcha de Rajoy é o melhor tratamento para os parkinsonianos. Você deve caminhar rapidamente várias vezes ao dia, e dentro de uma semana notará o benefício. Dez minutos de caminhada rápida melhoram mais do que uma hora de passeio... ou meio comprimido de Sinemet.

EXERCÍCIO BREVE MAS VIGOROSO

Em vez de dar muitos passos, caminhe a um ritmo acelerado. Melhor ainda, adicione alguns minutos de exercício curto e vigoroso, como correr para apanhar um autocarro em fuga. Essa atividade física intensa, rápida e

---

* Os ratos com parkinsonismo (produzido por tóxicos em laboratório) retêm dopamina quando correm numa esteira rolante.[227,228] Para os pacientes, todos recomendam atividade física[195,205,207,225] que protege os neurônios dopaminérgicos[161] e promove fatores de crescimento. [203,263]

breve é o que mais melhora os pacientes.[103,133] Três minutos de exercício intenso equivalem aos famosos 10.000 passos por dia.[217]

Dentro de casa, também pode subir escadas rapidamente (se não houver risco de queda), várias vezes por dia, carregando uma mochila pouco pesada. Isto aumenta a dopamina (e a testosterona nos homens), dá-lhe uma sensação de bem-estar e prolonga a vida.[71]

CAMINHAR COM MÚSICA E ÓCULOS INTELIGENTES

No Parkinson, perde-se a melodia cinética, a "música" do movimento, o garbo. Para andar, podes "roubar" à música o ritmo que te falta: dança* ou caminha com auriculares enquanto ouve uma marcha militar, a *Cavalgada das Valquírias* (Wagner) ou qualquer canção alegre. Vai mexer-se mais, vai estar animado e ativo, e vai dormir bem à noite. [53,118,153,197,245]

ara evitar bloqueios da marcha, podem ser instaladas em casa sinalizações acústicas (com música ou um metrónomo), visuais (linhas no chão) e tácteis (uma barra na parede do corredor) adaptadas a cada paciente. [250]

Tecnologia avançada está sendo desenvolvida com óculos inteligentes Android que fornecem ao paciente pistas multissensoriais: acústicas (músicas e ritmos), visuais (imagens) e hápticas (táteis), que são coordenadas para facilitar a deambulação e evitar bloqueios.[111]

---

*Os parkinsonianos dançam melhor do que andam porque um ritmo adicional melhora-os. Existem protocolos de samba brasileiro para eles.[52,229]

SE DÓI ANDAR, É HORA DE NADAR

Algumas pessoas não podem andar tanto quanto gostariam devido a dores nos joelhos ou na anca. É o momento de nadar. Na natação terapêutica, as pernas não doem porque não suportam peso. Controlados por um monitor, mesmo que saibam nadar, são colocados com colete salvavidas. Assim, não perdem tempo nem forças tentando boiar; sabem que não se estão a afundar, e que se vão mover livremente na água, como no ballet.

O resultado é espetacular. A natação desenvolve a mobilidade, a marcha e o equilíbrio (as quedas diminuem), tanto ou mais que os exercícios em terra.[23,112]

A NATAÇÃO REDUZ AS DISCINESIAS

A natação requer a harmonização dos movimentos dos membros em sinergia complexa, sendo utilizada como um tratamento natural para ataxias e outros problemas de coordenação [248]. Também se encontrou uma melhoria das discinesias em parkinsonianos; este foi um achado inesperado em pessoas que faziam atividades aquáticas intensivas durante várias semanas.[195]

A "MEMÓRIA MOTORA" DO ANDAR

O principiante cai da bicicleta porque não aprendeu a coordenar a pedalada com o peso do corpo e o equilíbrio. A aprendizagem cria novos circuitos neuronais que são armazenados como *memória motora*, e assim os movimentos adquiridos tornam-se automáticos..

No doentes com Parkinson, a memória motora da caminhada diminui. *Esquecem-se* de balançar os braços e não conseguem dar passos largos, apagam-se os circuitos nervosos do caminhar, que se torna lento, sem automatismos, como um robô, sem desenvoltura.

Existem fisioterapeutas especializados em recuperar esse automatismo da marcha, e muitas associações de doentes de Parkinson dispõem deles. O paciente é treinado para aprender a andar novamente. Como no futebol: para saber bater um pênalti, é preciso repeti-lo, até que os neurônios automatizem os circuitos apropriados e imprimam uma nova memória motora.

QUALQUER EXERCÍCIO MELHORA PARKINSON

A caminhada nórdica, esporte de resistência ao ar livre, é muito eficaz, com a ajuda do impulso de bastões (semelhantes aos usados no esqui). [99]

A bicicleta ergométrica é muito benéfica, e ainda mais o ciclismo ao ar livre, se não houver risco de queda.[199] . Alguns fisioterapeutas inovadores treinam com realidade virtual antes dos exercícios , com bons resultados na marcha e equilíbrio [62].

Diferentes técnicas de controle da mente são úteis na doença de Parkinson [113,125,237]. O tai -chi acelera a marcha, melhora a qualidade de vida, alivia o fadiga e a depressão, clareia a mente e promove o sono [237].

UM JARDIM, UM PARQUE, UMA FLORESTA

Precisamos de plantas e árvores ao nosso redor. Se abre a sua janela e só vê edifícios, vá para o parque, todos os dias.

O bloqueio da marcha aumenta em espaços fechados ou urbanos e diminui ao ar livre, caminhando em contato com a natureza.[160] Não suba na esteira rodante do ginásio, com ar condicionado e auriculares. É melhor correr pelo campo, ao ar livre, sentindo o sol, ouvindo os pássaros. O tempo gasto ao ar livre está melhorando a doença.[236].

CIDADÃOS DIVORCIADOS DA NATUREZA

O mundo civilizado está divorciado da natureza, em ambientes artificiais. O poeta romântico Wordsworth já reclamava: *Obtendo e gastando desperdiçamos nossos poderes; pouco vemos na Natureza que é nosso**

Parkinson é uma doença do mundo civilizado, uma pandemia que avança. No século XIX era uma raridade e em 2040 haverá 17 milhões de pacientes. É o resultado dos *avanços* da civilização: pesticidas, produtos industriais , alimentos processados, telas por toda parte, hábitos sedentários. Este é o estilo de vida atual.

A tecnologia digital mudou a forma como vivemos e nos comunicamos, e isso muda nossos cérebros [213]. Existem custos psicológicos e sociais em jovens e adultos: déficit de atenção, distúrbios cognitivos (nevoeiro mental, esgotamento tecno-cerebral, sobrecarga (multitarefa ineficiente), vícios (*chupa-telas*, transtorno compulsivo em linha. O techno-estresse é generalizado.[213]

---

* *Getting and spending, we lay waste our powers; little we see in Nature that is ours* (Wordsworth, *The world is too much with us*, 1807).[244]

OS SÁBIOS TÊM UM JARDIM OU UM HORTO

Há milénios que os sábios sentem a necessidade do contacto com a natureza, da energia que ela lhes dá.

Os xamãs procuram lugares remotos, os iogues vão para a floresta, os pais cristãos se retiram ao deserto e os índios americanos buscam cenários naturais. Todos eles sentem Eles experimentam que a natureza lhes dá uma energia que os relaxa, os afasta do trivial e permite- lhes refletir sobre as coisas importantes.

Os filósofos e os escritores verificaram: *Se ao lado da biblioteca você tem um jardim, você já tem tudo,** disse Cícero. E Fray Luis de León †gabava-se: *Pela minha mão plantei tenho um horto.*

A natureza é uma poderosa terapia para a doença de Parkinson, que proporciona bem-estar, regenera funções motoras e cognitivas, sem custo e sem efeitos colaterais. [12]

O TRATAMENTO É MUDAR O ESTILO DE VIDA [236]

Doentes ficamos com a forma como vivemos. A boa notícia é que também podemos ser curados se mudarmos a nossa forma de viver: com exercícios, nutrição e dieta, entretenimento, relações emocionais ou sociais, relaxa-

---

* *Si hortum in bibliotheca habes, deerit nihil* (Cícero, 106 aC-43 aC, Ad familiares 9.4.) [33]

†Em sua "Vida Retirada", Fray Luis de León descobre o contato com a natureza: *o caminho escondido, por onde passaram os poucos sábios que existiram no mundo... da montanha na encosta, por minha mão plantei um horto, que com a primavera de belas flores cobriu...*

mento e gestão do stress, actividades religiosas, espirituais ou de serviço.[236]

A vida é mudança. Procure exercícios diversos, mude de amigos, descubra outros passatempos, percorra novos caminhos, visite lugares desconhecidos.

Isso é neuroplasticidade: com as mudanças, os neurônios do seu cérebro geram novas ligações, melhorando seus movimentos e sua memória. Tal foi demonstrado nos clássicos estudos de Londres, que compararam a neuroimagem e a capacidade mental de conductores de autocarros (rota habitual con mesmo veículo) com taxistas (rotas variáveis): estes, que percorrem milhares de ruas diferentes, destacam em testes cognitivos e acumulam mais neurônios em seu hipocampo.[91.137]

A mudança no estilo de vida é um tratamento poderosíssimo contra a doença de Parkinson e para a saúde em geral. Atreva-se.

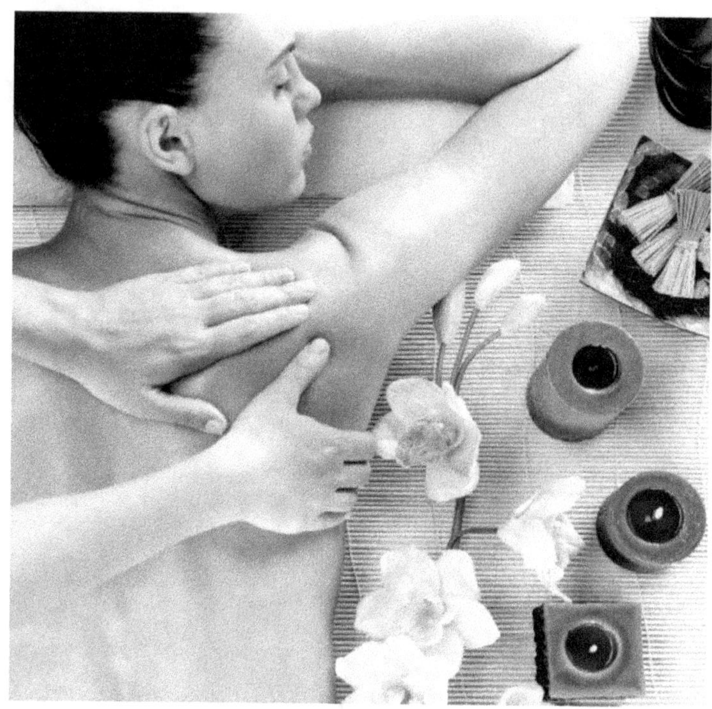

FIGURA 3: A dieta dos sentidos alimenta o cérebro: cores, cheiros, sabores, carícias, música. A massagem é um luxo sensorial que melhora os pacientes.

3. Sinto, logo existo*

Os nervos sensitivos são as raízes que alimentam o cérebro. Basta tocar um parkinsoniano para aliviar e até quebrar seu bloqueio. O corpo deve ser tocado, acariciado, massageado; uma multiplicidade de sensações é muito preciosa para estes pacientes.[86]

DIETA SENSORIAL

A dieta dos sentidos é mais importante que a dieta dos alimentos.[84] O estômago serve-se de batatas ou de carne, mas o sistema nervoso nutre-se de estímulos sensíveis: os alimentos do cérebro são cores, cheiros, sabores, carícias e sons. Sem eles, vai atrofiar, murchar, minguar.

Os parkinsonianos são pouco acariciados, e evitam *esfregar-se* (física e emocionalmente) com outras pessoas. A maioria são controlados e controladores, regidos pela razão, mais esqueceram-se do seu corpo, da consciência de que têm carne e ossos, da que esses músculos e membros lhes pertencem e que merecem atenção e carinho..

O corpo existe, é nosso, e devemos desfrutá-lo, tocá-lo, senti-lo. O tato contribui para a dieta sensorial com massagens, carícias e toques. A nutrição nervosa fica completa quando as massagens são acompanhadas por

---

*Com seu famoso "Penso, logo existo" (*Cogito ergo sum*), Descartes exalta a razão. "Sinto, logo existo" (*Sentio ergo sum*) realça os benefícios de sentir e das emoções... em particular para pessoas com a doença de Parkinson.

música, aromas, sabores e cores. Uma boa massagem restaura nossa comunicação com o corpo e os sentidos.

SENTIR É A SEIVA DO CÉREBRO

Antes do pequeno-almoço, preciso de sentir o sol no meu rosto.

O cérebro cresce à custa dos sentidos. Passear pelas ruas entre as pessoas, as luzes e as montras é benéfico tanto para os doentes como para os que não o são. O ar livre, a natureza ou a rua são uma alimentação sensorial que rejuvenesce; entre paredes envelhecemos mais rápido.

E ainda mais se passear à beira-mar, sentindo o cheiro do mar, com o sol e a brisa no rosto. O mar é uma festa para os seus sentidos. É uma dieta de luz, de vento, de vida. O mar é um banquete de sensações.

Embriágate de dopamina na praia. Tome um banho, deixe os pés sentirem a água e a areia da orla e, ainda molhado e sob o sol, recompense-se no bar da praia com cerveja bem gelada, espetinhos assados na hora e boa companhia: isso é dopamina natural, polvilhada com ocitocina , serotonina e canabinóides.

CORES, CHEIROS, SABORES, CARÍCIAS, MÚSICA

O cérebro se alimenta de sensações. O lobo occipital (que abriga a visão) atrofia se a luz não o atingir. Se deixarmos um rato recém-nascido no escuro, essa parte do cérebro se degenera, ele encolhe. Você pode dar a ele todas as vitaminas ou nutrientes, que seus neurônios enfraquecem e morrem.

A luz e as cores alimentam o lobo occipital, os aromas e os sabores fazem crescer o rinencéfalo, as carícias atingem o córtex parietal e a música e a poesia desenvolvem a região temporal. Todas essas sensações e sentidos também deixam sua marca no sistema límbico (emocional) e nos núcleos de base (os do movimento). Os sentidos são a seiva do cérebro.

A CADEIRA "TREPIDANTE" DE CHARCOT

Charcot era neurologista, francês e muito observador. Ele notou que seus pacientes melhoravam após uma longa viagem de trem, sentados nas vagões barulhentas do século XIX, que não tinham amortecimento. Ele atribuiu isso às sacudidelas das carruagens: as vibrações subiam pela medula espinhal dos passageiros, para alcançar e alimentar os núcleos cerebrais danificados pela doença.

Então ele inventou sua famosa *chaise trepidante* : uma cadeira que vibrava com engrenagens e alavancas presas a ela. Com o paciente sentado, um assistente girava a manivela, e o mecanismo fazia com que ela se movesse co-m um solavanco peculiar, imitando aqueles trens.

UM PASSEIO DE TRATOR ANTES DO SINEMET

Esta história foi-me contada pelo Vicente, um colega e bom amigo. Tratava de um agricultor com Parkinson que dizia sentir-se muito melhor de manhã porque, antes de tomar Sinemet, dava um passeio no seu trator.

Pareceu-nos um disparate, até que o relacionámos com os trens antigos e a cadeira de Charcot. O chocalhar do trator mobiliza as articulações, relaxa mecanicamente e ativa a sensibilidade vibratória, proprioceptiva, que chega ao cérebro através dos cordões posteriores da medula espinhal. Esses estímulos vibratórios são uma *dieta sensitival* para os neurônios e os núcleos de movimento.

VIBRAÇÕES QUE MELHORAM A ESTABILIDADE

Os benefícios do chocalhar da cadeira de Charcot e do chocalhar do trator são bem fundamentados: agora, os reabilitadores transmitem vibrações à a pele dos parkinsonianos para mlhorar a sua estabilidade.[54,200]

Vibração de corpo inteiro é um termo genérico para as oscilações mecânicas.[54,117,200] Em outras variantes, as pessoas são treinadas em plataformas vibratórias, ou recebem vibrações e pressão aplicadas nas solas dos pés; este *feedback* sensorial melhora a marcha e reduz o bloqueio em 60%.[177]

DESCARGAS SENSORIAIS MELHORAM CONTROLE MOTOR

O movimento voluntário requerem coordenação com o sistema sensorial. As descargas sensoriais na pele, músculos e articulações atingem o cérebro e podem ativar neurônios motores, melhorando o controle do movimento. É assim que as discinesias são tratadas após um acidente vascular cerebral [32], e também em pacientes com Parkinson: o treinamento sensório-motor desenvolve a coordenação motora nas extremidades superiores.[224] A eletroacupuntura* é outra variante benéfica da estimulação sensorial [247].

COM OS PÉS NA TERRA: "TERRA"

O homem primitivo andava descalço, seus pés sentiam a erva do campo ou a areia da praia. Depois fizeram sandálias e sapatos, e os pés perderam o contato com a Mãe Terra, a deusa Gaia. Os ingleses chamam *Earthing* (ligação com a terra) à tendência para andar descalço, num regresso ao estado original do homem; e dizem-nos que se sentem revitalizados.

É uma sensação primitiva e telúrica que o cérebro vai certamente apreciar: sinta a grama e a terra com seus pés nus.

CHUPAR O DEDO E BEIJAR COM LÍNGUA

As sensações que chegam ao córtex cerebral ocupam áreas mais ou menos extensas dependendo de onde vêm. A boca e a mão têm muito mais neurônios no lobo parietal porque são mais sensíveis. É por isso que um corte nos lábios ou no polegar dói mais do que um corte nas costas ou no dedo do pé. Pela mesma razão, as carícias na boca e nas mãos são mais agradáveis e satisfatórias.

O cérebro do bebê é estimulado pela sucção dos dedos, e os neurônios dos amantes ficam excitados quando eles se beijam, ainda mais se o fazem com a língua. Beije muito, isso é dieta sensível e alimento para o cérebro.

---

*A eletroacupuntura aplica microdescargas elétricas em agulhas de acupuntura tradicionais e melhora os pacientes com Parkinson.[247]

MASSAGENS PARA PARKINSONIANOS

Faça massagens, pelo menos uma vez por semana, você verá o quanto se vai sentir melhor. As massagens são uma dieta sensorial benéfica, muito indicada na doença de Parkinson,[140] previnem a rigidez, mantêm a mobilidade e devem ser aplicadas com óleos essenciais e música.

Amassar os músculos reduz contraturas e bradicinesia, alivia a fadiga que segue aos tremores,[21] atenua o estresse, facilita o sono e dá uma sensação geral de bem estar.[49,223] Convença o seu cônjuge a aprender a massageá-lo, e acrescentando-lhe o seu toque especial..

AROMATERAPIA EM PARKINSON

Os odores fazem parte da *dieta sensorial*. Os bebés reconhecem as suas mães porque as cheiram, algumas fragrâncias libertam memórias antigas, há perfumes que apaixonam, e os que sofrem de enxaqueca evitam odores fortes. O olfato é o caminho mais curto e rápido para o cérebro.[7,55,98,191] O nervo olfativo não é um nervo, mas uma extensão do cérebro que liga diretamente o nariz ao rinencéfalo e o sistema límbico (onde se encontram as emoções e a memória) *.

A aromaterapia é um tratamento com aromas e perfumes, que são utilizados isoladamente ou aplicados durante a massagem. Os parkinsonianos percebem bem-

---

* Proust (*Em Busca do Tempo Perdido*) narra que quando, já adulto, cheira e saboreia sua famosa madeleine, revive intensamente cenas da sua infância que julgava esquecidas: um certo aroma recupera as lembranças que ficaram guardadas em sua presença.[183]

estar emocional, seu equilíbrio corporal é restaurado e outros sintomas são aliviados.[64]

O BOMBON É UM LUXO SENSORIAL

Pelo seu sabor e textura, os chocolates transmitem uma sensação de luxo e prazer que nos invade emocionalmente: são um festim para os sentidos, com un tono hedônico, que nos agrada e libera endorfinas (nossas morfinas internas).

Um vinho delicioso em boa companhia é outra experiencia sensual apreciada pelos sibaritas. Nas lojas *gourmet* ou *delicatessen* você encontrará luxos para o seu paladar que aumentam a dopamina e afastam a anedonia (baixa capacidade de prazer), mesmo que você tenha que compensar suas calorias com exercícios.

MOZART DIMINUI CORTISOL E ESTRESSE

"Sem a música a vida seria um erro", disse Nietzsche, e na Bíblia aparece como uma terapia: Davi toca harpa para curar Saul (*Samuel 1, 16:23)* . A música muda o estado de espírito, controla o comportamento, melhora a mobilidade e faz-nos sentir bem.

Pode relaxar-nos ou tornar-nos mais alerta; podemos ver a diferença medindo o nosso pulso e a nossa respiração. Ouvir música* reduz o cortisol plasmático, a pressão arterial e a frequência cardíaca. Com ritmos rá-

---

*Mozart (Sinfonia nº 40) relaxa mais que Strauss (*Wiener Blut*: Sangue Vienense) e muito mais que o pop de Abba (*Thank you for the Music*).

pidos a atenção é concentrada, enquanto relaxa com cadências lentas ou pausas.[14]

Na doença de Parkinson, a música restaura as funções cerebrais danificadas e estimula as respostas emocionais e motoras porque combina ritmos, movimentos e vias sensoriais.

O ritmo da música sincroniza os movimentos musculares, diminui a hipocinesia e a braquicinesia, melhora as capacidades motoras e contribui para a qualidade de vida. [163,164]

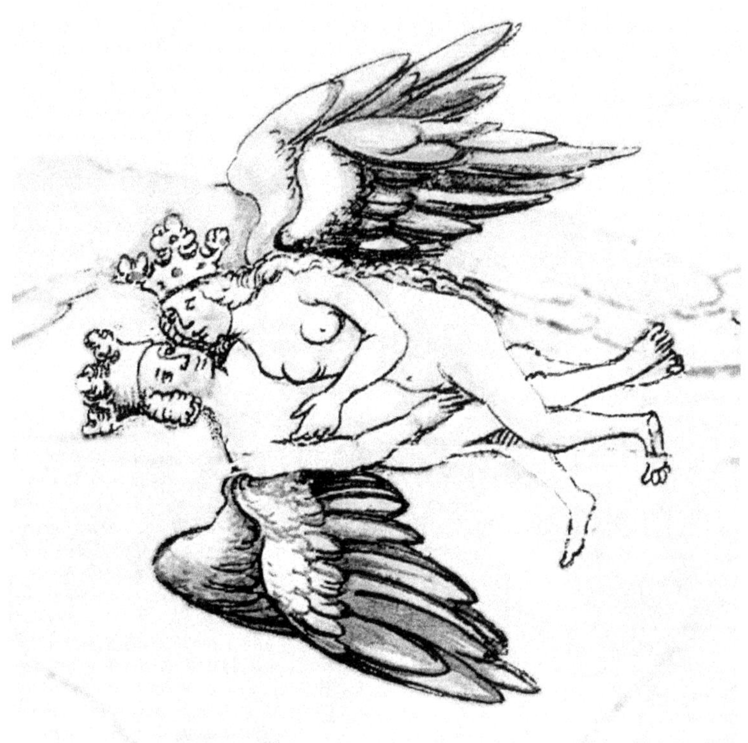

FIGURA 4. A busca do prazer gera uma dopamina natural no cérebro que o parkinsoniano deve aproveitar antes de aumentar a dose de Sinemet.

4. O prazer aumenta a dopamina

As pessoas com doença de Parkinson têm falta de dopamina. Este neurotransmissor está relacionado ao prazer e, mais precisamente, representa o desejo ou a busca pelo prazer, a motivação para alcançar recompensas como sexo ou comida.

Se ganha na lotaria, se a sua equipa de futebol vence, se você se enamora ou se recebe uma medalha, a dopamina é activada no seu cérebro, e os sintomas melhoram.

O PRAZER É UMA FORÇA PRIMORDIAL

"Todas as nossas ações visam aumentar o prazer", disse Epicuro, e Freud concordou (claro). Na mitologia grega, o prazer é representado por Eros* como a fonte primordial da vida.

A busca pelo prazer gera uma dopamina natural no cérebro que o parkinsoniano deve aproveitar antes de aumentar o Sinemet. O desejo, todas as formas de apetite (à mesa ou na cama), a motivação para uma viagem, a procura de novidades ou aventuras, são fontes de dopamina.

---

* Eros é um deus pré-olímpico, uma força primordial, a origem da vida: *Primeiro foi o Caos, depois a Terra e o Tártaro, e Eros...* (Teogonia de Hesíodo).[104] Deve ser diferenciado de seu equivalente romano, Cupido, uma imagen melosa e infantil do amor.

Essa inclinação para desfrutar caracteriza a personalidade hedônica (*hedon* = prazer), que flui repleta de dopamina, ao contrário da atitude do parkinsoniano, geralmente anedônico , pouco inclinado aos prazeres.

HEDONISMO É SABER DESFRUTAR

O hedonismo, a capacidade de gozar e a inclinaçao para ode prazeres, depende dos circuitos neurais de dopamina que estão na base dos mecanismos psicológicos de recompensa. Precisamente essas áreas degeneram em parkinsonianos, baixando asim o seu tom hedônico[147,179].

O prazer e a sua procura fornecem o cérebro. Basta gostar de um jogo de vídeo para que o *striatum* liberte mais dopamina.[122] Há muitos tipos de prazer: intelectual (xadrez, palavras cruzadas), artístico (pintar, escrever versos), social ou profissional (reconhecimento dos outros, medalhas), mas os que mais aumentam a dopamina são os primários: a comida e o sexo.

ELES CONTROLAM MUITO E DESFRUTAM POUCO

Existe uma personalidade típica antes do diagnóstico. Em geral, este paciente é ordeiro, moralmente rígido, sério, poco impulsivo, frugal, calmo, introvertido, reprimido, cauteloso, convencional, tenso e perfeccionista.

Embora tímido, integrasere-se bem na comunidade, é um hiperadaptado social: aceita com facilidade as normas éticas ou de grupo, defende-as e é inflexível em exigir o seu cumprimento. O parkinsoniano busca regulamentos, padrões de conduta, suspira pelas tábuas da lei.[80]

Assume-se que esta personalidade é uma consequência da doença, mas alguns (entre os quais me incluo) estão convencidos de que também influencia o seu desenvolvimento, que este estilo de vida atrofia os circuitos dopaminérgicos de motivação-prazer-recompensa, e que a manutenção de uma atitude psicorígida e anedónica agrava os sintomas e a própria doença. As pessoas tristes e *sofredores* evoluem pior do que os otimistas, os despreocupados e felizes.

O MÉDICO. FAUSTO ABANDONA OS ESTUDOS

O Dr. Fausto (de Goethe) já está farto de livros, perdeu demasiado tempo estudando, e quer voltar a gozae a vida: *Cinzenta, caro amigo, é toda teoria e verdejante e dourada é a árvore da vida* *. Com tantos livros, esqueceu de viver, e agora se arrepende.

Essa é uma boa receita para parkinsonianos, para trocar o conhecimento pela vida, menos *currículo*, e mais biografia. Atreva-se a viver.† É difícil mudar a personalidade numa determnada etapa da vida, mas a psicoterapia deve promover uma mudança de atitude, mais positiva e hedônica, para se tornar mais tolerante e explorar os prazeres e satisfações que lhe foram negados.

A ilusão melhora a substância negra.[80,85] E como não tenho comprovação científica, invoco o vitalista Steven-

---

* *Grau, teurer Freund, ist alle Theorie. Und grün des Lebens goldner Baum* ("Fausto", Goethe).

†Fausto ousa viver (*Vivere aude*) ao contrário de Horácio (*Sapere aude*). O mesmo dilema do Gênesis: a árvore da Vida opõe-se à do Conhecimento, proibida. Adão e Eva escolheram o caminho contrário ao de Fausto.

son,[218] que recomenda o amor tardio para combater a *ação petrificante dos anos* .

AS PAIXÕES TARDIAS

Os amores tardios são os mais apaixonados. Com o passar dos anos, endurecemos, petrificamo-nos. E Stevenson descobriu que enamorar-se evita a tendência a tornar-se fóssil.

> *Este simples acidente de se enamorar é tão benéfico quanto assombroso. Detém a influência petrificante dos anos, refuta conclusões cínicas e de sangue frio e desperta sensibilidades dormentes.**

Quando você se apaixona, despertam as sensibilidades que estavam adormecidas. *O amor move o Sol e os planetas*, diz Dante. Freud explicou que o amor (sexo, prazer) é a base da motivação, a grande fonte de dopamina. O sexo (e mais se o amor o acompanhar) é o melhor agonista da dopamina, sem as contraindicações do ropinirole ou do pramipexol.

OS VELHOS VERDES NÃO TEM PARKINSON [79]

Freud escandalizou a sociedade quando descobriu que as crianças pensam em sexo, mas acontece que os velhos também, e muito mais do que se pensa. Com que idade as paixões se apagam? Quando os olhos ficam entediados de perseguir coxas adolescentes? Antes dos

---

* *This simple accident of falling in love is as beneficial as it is astoni-shing. It arrests the petrifying influence of years, disproves cold-blooded and cynical conclusions, and awakens dormant sensibilities (RL STEVENSON 1881).*

cinquenta anos, Horácio já havia esquecido aqueles a-
mores: *Deixe de lado essa paixão pela uva imatura* ("Tolle
cupidinem inmitis uvae").[107]

O desejo pela *uva imatura* estimula a dopamina. Não de-
fendo nem censuro. Só escrevo o que vi: poucos parkinsonianos eram velhos sujos... antes da medicação. [79]

Depois dos agonistas da dopamina, acontece o oposto:
um excesso de libido (embora seu corpo sinta *mais calor
no telhado do que no porão*). A dopamina desperta os
apetites, e o seu excesso conduz a dependências: jogo
compulsivo, perturbações do controlo dos impulsos.

A MÁQUINA DO PRAZER DO PSIQUIATRA LOUCO

Wilhem Reich escreveu um livro (*The Function of the Orgasm*)[194] e inventou o acumulador de *orgone*, uma máquina para liberar a energia sexual reprimida e assim
curar os neuróticos. O manicomio era seu destino, mas
acabou na prisão, dois lugares para onde são enviados
muitos gênios. Loucos e gênios compartilham a criati-
vidade, essa explosão de dopamina, por vezes excessiva
ou incompreendida.

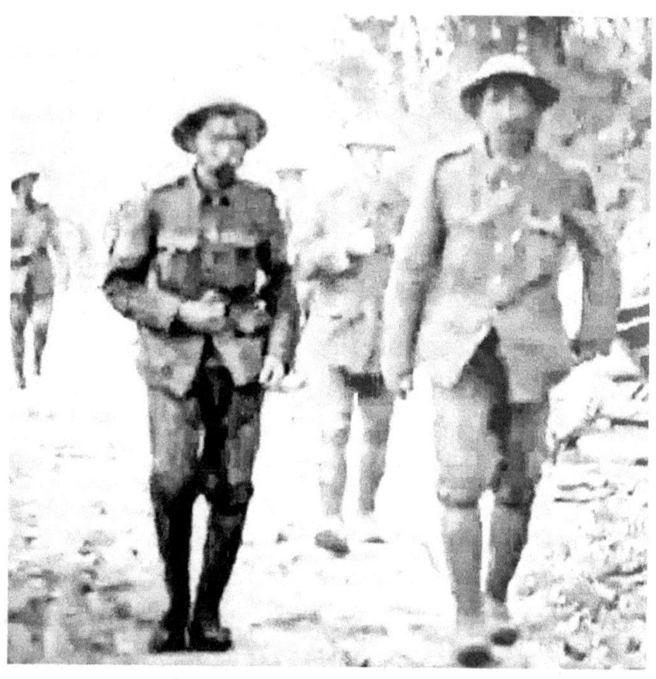

FIGURA 5. O estresse causa Parkinson. Vai ficar convencido ao ver como os prisioneiros de guerra andam e tremem nos filmes fornecidos pelo famoso neurologista Dr. AJ Lees.

5. O estresse mata neurônios

Se o prazer aumenta a dopamina, o estresse a diminui porque mata os neurônios que a produzem.

Com o estresse crônico, os circuitos neurais dopaminérgicos no tronco cerebral* degeneram.[56.214.215] Em pessoas susceptíveis, causa ansiedade e medo que precedem os sintomas motores.[45,46,188]

O estresse influencia o início e o desenvolvimento do Parkinson. Para melhorar os sintomas e travar a evolução da doença, é fundamental evitar o stress pessoal, familiar e social.

PARKINSONISMO PSICOGÊNICO OU DE ESTRESSE

Consulte os vídeos do Dr. Lees com prisioneiros de guerra,[46,72] veja como estes infelizes tremem e andam, e ficará convencido de que o estresse causa parkinsonismo. Não entendo os neurologistas que ainda não admitem.

Existe uma predisposição para o Parkinson no genoma, mas ela é modificada pelo ambioma (fatores ambientais), como explica a epigenética. Em pessoas com genes *predispostos*, a doença é desencadeada e desenvolvida por estresse e ansiedade.

Os cientistas confirmam que o estresse mata neurônios dopaminérgicos,[46.104.188.215] e todos concordam que agrava

---

* Com o stress, degeneram-se as redes neuronais do segmento inicial da sustantia nigra, que regulam as emoções e a resposta ao stress.[188]

os sintomas: o tremor e os bloqueios (*freezing*) aumentam quando discutem com o cônjuge ou recebem más notícias. Bem que o paciente e seus familiares sa-bem, pergunte-lhes.

ELES DIGEREM PROBLEMAS MAL

O que nos acontece não é tão importante como a forma como lidamos com isso, como o "digerimos". Os parkinsonianos reagem mal às adversidades e aos problemas do dia a dia, ficam mais estressados e internalizam sentimentos negativos.

A resposta ao estresse* depende muito dos estágios iniciais da vida. As primeiras experiências (o cuidado materno é essencial) conduzem a uma remodelação hormonal e celular definitiva no hipocampo, na amígdala e em outras áreas límbicas, reconfigurando os circuitos colinérgicos, dopaminérgicos e serotoninérgicos. Esse *forjamento* precoce dos neurotransmissores determinará a maneira como responderá ao stress na idade adulta, sua tendência as dependências e os vícios, sua inteligência emocional e suas habilidades cognitivas.

CRIANÇA PUNIDA, CHEFE EXIGE, CÔNJUGE REPROVA

Os castigos na infância,[37] as exigencias no trabalho ou as reprovações em casa são formas de estresse que matam os neurônios da substância negra.

---

* A resposta ao estresse depende do eixo hipotálamo-hipófise-adrenal. O excesso de corticosteroides devido ao estresse destrói as terminações nervosas estriatais e os circuitos nigroestriatais.[214,215]

A ansiedade é uma resposta desproporcionada ao estresse. Um em cada três doentes está deprimido, e são estes os primeiros a sofrer uma deterioração motora e cognitiva.

Pode ser necessário recorrer a um psiquiatra ou psicoterapeuta para resolver a ansiedade e a depressão.

O psicoterapeuta tem muito trabalho a fazer: esqueça os traumas de infância, evite o trabalho extenuante e não deixe que ninguém o censure; a censura envenena qualquer relação. É preciso esquecer os traumas da infância, evitar trabalhos extenuantese e não permitir que ninguém te repreenda; a reprovação envenena qualquer relaçao.

ANSIEDADE ANTECIPATÓRIA

Uma versão do stress episódico é o comportamento de antecipação, tão comum nestes doentes: ficam nervosos e ansiosos com o que vai acontecer ou se simplesmente têm de esperar mais alguns minutos do que o previsto.

Quando diz ao neurologista que piorou, é um erro aumentar os medicamentos antiparkinsónicos. Um ansiolítico ligeiro ou, de preferência, uma psicoterapia e sedativos naturais (valeriana, passiflora) serão mais eficazes.

ESCREVO O QUE VI, E DOU A LER OS MEUS OLHOS*

Fiquei convencido de que o estresse favorece a doença de Parkinson, pelo que vi em 30 anos como neurologista e

---

*A frase é de Quevedo: *Yo escribo lo que vi, y doy a leer mis ojos.*[184]

pelo que os meus doentes disseram após a terceira das perguntas de Hipócrates*: a que você atribui os seus sintomas?

Um homem de negócios respondeu que ficou doente devido à ruína da empresa e uma senhora porque o marido a traía com outra mulher. Outros ligam-no à morte da mãe ou de um filho, a disputas sobre uma herança, a um patrão exigente ou a um cônjuge que é uma "máquina de chatear. Também os processos judiciais pendentes, o marido abusivo, os pecados reprimidosa ou o medo do inferno.

NEUROLOGISTAS CLÁSSICOS E JUÍZES CULPAM O ESTRESSE

Tambén os neurologistas do século XIX intuíram que o estresse causa doenças. Dos seis casos de James Parkinson,[168] um marinheiro inglês capturado pelos espanhóis culpou seus sofrimentos na prisão.

Charcot atribuiu os tremores do seu doente ao medo quando este estava para naufragar.[29] Outro neurologista francês, Denombré,[43] descreve a morte de um filho ou um marido, um sequestro ou um atentado, como exemplos de estresse como causa, com esta bela descrição:

> As emoções vívidas, as sacudidas violentas do ânimo, una pena negligenciada, um medo grande e súbito, têm uma influência inquestionável no desenvolvimento da paralisia agitante, e as observações que o demonstram não são raras.

---

*Hipócrates fazia aos seus pacientes as famosas três perguntas do historial médico: *Qual é o seu problema? Desde quando? A que você o atribui?*

Nos últimos tempos, até os tribunais reconheceram a doença de Parkinson provocada pelo estresse em sentenças: o filho de um homem morto pela ETA (Audiência Nacional) e um polícia vítima do terrorismo (Tribunal Superior de Justiça de Valência). *

É PERIGOSO REPRIMIR AS EMOÇÕES

Mark é doutor em Psicologia e um dos pacientes com quem mais aprendi. Em seu livro *Em busca da minha raiva perdida*,[109] conta que sua doença começou na infância, quando uma educação rígida reprimiu as suas emoções, e continuou na idade adulta, devido a um trabalho muito exigente.

Esta hipótese da repressão emocional e de poda dos instintos, como origem do mal de Parkinson, também é descrita por um dos pacientes do Dr. Denombré:†

"Minha única falha é que não acho fácil ficar com raiva."

Portanto, se reprimir a raiva produz parkinsonismo, o tratamento será reverter a situação: não calar, não esconder a injustiça sofrida, mas trazê-la à tona, gritá-la se for preciso: deixar que os instintos se expressem com força.

---

*Tribunal Nacional (Câmara Penal, Sentença 29/07, Madri 2007, 14 de maio) e Corte Superior de Justiça de Valencia (Câmara Contencioso-Administrativa 2, Sentença 356/2020, 25 de maio).

†É um livrinho interessante, *De la maladie de Parkinson*, Dr. Denombré (1890), que eu traduzi do francês.[43]

PARKINSON COMO DOENÇA CULTURAL

Não há animais nem selvagens que sofram da doença de Parkinson.

Só se manifesta no homem civilizado, e mais ainda naqueles que são muito convencionais, demasiado adaptados às normas sociais.

Alguns consideram que o mal de Parkinson é uma *doença cultural,*[83] favorecida pelo enxerto da cultura no animal que fomos: *O animal cultu-ral* [167] é um conceito do filósofo Carlos Paris, e tive a sorte de ouvi-lo ao vivo.

Em contrapartida, Gracián[9] elogia a sociedade civilizada: *O homem nasce bárbaro, redime-se da besta cultivandose.* A cultura tem vantagens evidentes, mas exige a repressão dos instintos e das emoções, o aparecimento de sentimentos de culpa e de estresse que agravam os sintomas e o desenvolvimento da doença de Parkinson.

Isto não ocorre nos animais ou nos povos selvagens que deixam fluir os seus instintos. A culpa não existe na natureza.

A culpa é uma invenção da sociedade, uma consequência da transgressão de um princípio cultural dominante, como explicou o psiquiatra Castilla del Pino.[25]

SOCIEDADE COMO NEUROSE COLETIVA

"O mal-estar na cultura"* (*Unbehagen in der Kultur 1930*) reflete a visão pessimista de Freud[69] sobre a tendência cultural de dominar os instintos e suprimir o prazer †.

Ele compara a evolução psíquica do indivíduo com a da sociedade e da cultura. Em ambos os casos há paralelismo entre a repressão dos instintos e a neurose, no indivíduo e em muitas sociedades *neuróticas* sob pressões culturais.

A higiene emocional consiste em *despojar-se um pouco da cultura*, escapar da teia social, liberar parte do instinto reprimido. Sinto que isso beneficiaria os pacientes que estão excessivamente integrados socialmente.

SAIA DO REBANHO, FUJA DE REDE SOCIAL

Alguns exemplos de estresse sócio-familiar que pode evitar: parentes se reúnem para comemorar o Natal e passam pior juntos do que sozinhos. Por que ir a uma reunião com vizinhos, familiares ou colegas de trabalho se não gosta deles? Por que você janta com aquele casal que te inveja ou com aqueles que você não suporta? Estas situações vão agravar os seus sintomas e, a longo prazo, a doença.

---

* *Cultura* são produções e instituições que distanciam nossa vida daquela de nossos ancestrais animais para proteger os homens contra a natureza e regular as relações entre eles.[69]

†Controlar os instintos diminui o sofrimento, mas também o prazer, porque satisfazer um instinto domesticado produz menos prazer se comparado com a de uma pulsão desenfreada.

Se procurar a aprovação das pessoas, será prisioneiro delas (Lao Tzu). Aprenda a redefinir os vínculos com seu ambiente, você tem que fugir da rede social.

O melhor truque do jogo é saber descartarse (Gracián).[89] Livre-se das cartas más... e das pessoas negativas ou desgraçadas. Reúna-se com bons amigos, com o que você gosta e o que o enriquece. Junte-se aos felizes e fuja dos infelizes: *Et colle feliz, miseros fuge* (nas palavras de Lucano).[136]

DESPREZO DA CORTE E LOUVOR DA ALDEIA [93]

Os que vivem nas cidades sofrem mais de ansiedade e problemas mentais do que os das aldeias.

O clichê de Guevara sobre o afastamento da vida social (a corte) e retornar ao ambiente simples (a aldeia) * continua em Frei Luis de León com seu elogio da vida retirada, e Góngora: *Que outros tratem do governo, da mundo e suas monarquias.*[77]

O ruído acústico, e também o ruído social, contaminam nossas cidades. *Que descansada vida a do que foge do mundano ruído!* (Frei Luís de Leão).[67]

Nesta era de barulho, o silêncio é um luxo. Permanecer em silêncio durante alguns minutos faz baixar a pressão e as frequências cardíaca e respiratória, e reduz os níveis de cortisol (hormona do stress).[14,172,230] O silêncio regenera os neurônios do hipocampo e noutras áreas cerebrais li-

---

* A vila é o local ideal para o ócio e dá tempo suficiente para desfrutar de atividades prazerosas sem se preocupar com as aparências; a sua comida é fresca e não há necessidade de médicos porque ninguém fica doente (Antonio de Guevara, 1539) [93] .

gadas à memória, às emoções e ao movimento: tuddo vantagens para os pacientes.

O CIMARRON QUEBRA AS CORRENTEAS

O instinto é a força vital do cérebro, o seu melhor alimento. O mundo civilizado domestica a besta adormecida que vive dentro de todos nós. A cultura procura controlar os nossos impulsos naturais e, à custa da extinção dos instintos, debilita o animal que éramos para o transformar num frágil cidadão.

Cimarron (quilombola) é aquele que quebrou suas correntes, seja ele homem, animal ou planta.* Vi o seu oposto em muitos pacientes medrosos e *amansados*: muito apegados à casa, à educação, são citadinos que têm regras e controles internalizados: o *homem domesticado*. Tente ser travesso e um pouco selvagem: vai sentir uma descarga natural de dopamina.

A FORÇA DO INSTINTO†

Instinto é a seiva do cérebro. Damos demasiada importância à leitura ou às palavras cruzadas para aumentar a memória. Mas disse Nietzsche: *Os livros são sarcófagos se não se aplicam à vida.*

---

*Cimarron é um escravo que escapou para as montanhas (quilombola), um animal doméstico que foge e se torna feroz, ou uma espécie assilvestrada de uma planta cultivada.

†O instinto (*instinctus:* impulso, motivação) é um complexo de reações hereditárias externas, adaptadas a um propósito geralmente inconsciente, expressão de fatores biológicos inatos.

A força do cérebro está nos instintos. Para o desenvolvimento das funções cognitivas "superiores", o córtex cerebral precisa da energia das experiências e dos impulsos do cérebro inferior, *reptiliano*. Este facto concorda com as teorias de Freud *. "O *Isso* (ele) sabe mais que o *Ego* (eu)"[216]

A neuropsicanálise atual postula que a nossa identidade subjetiva, nosso "eu mesmo nuclear" reside em processos neuropsíquicos antigos subcorticais que expressam formas de experiência afetivamente intensas, mas não conscientes,[216] e que são descarregadas como ações instintivas para o exterior ou para o próprio interior, em circuitos corticolímbicos da linha média que são ativados no sono REM.[1,216]

PSICOTERAPIA PARA REDUZIR O ESTRESSE

É fundamental reduzir o estresse, com psicoterapia, com sedativos naturais ou mesmo com ansiolíticos: eles farão mais efeito do que aumentar o Sinemet ou outras drogas.

A psicoterapia é um pilar do tratamento ecológico do Parkinson. O paciente aprenderá a reduzir o estresse, a localizar e reduzir seus gatilhos, a relaxar; reduzirá sentimentos de culpa e pensamentos *ruminantes* (repensar os problemas) e a não admitir recriminações sociais ou familiares.

---

*Freud utilizou o termo *Trieb,* traduzido erroneamente como *instinto* (biológico e inato) e trata-se realmente de uma *pulsão* , metainstintiva, modificada pela experiência psíquica e exclusiva do ser humano.

Você alcançará uma visão mais hedonista e positiva, desfrutará da vida. Com higiene emocional você esquecerá ideias hostis ou atitudes inflexíveis. A intolerância o prejudica e o bom humor faz parte de seu tratamento.

A psicoterapia melhora os sintomas e a evolução da doença, e permite reduzir os medicamentos nocivos.

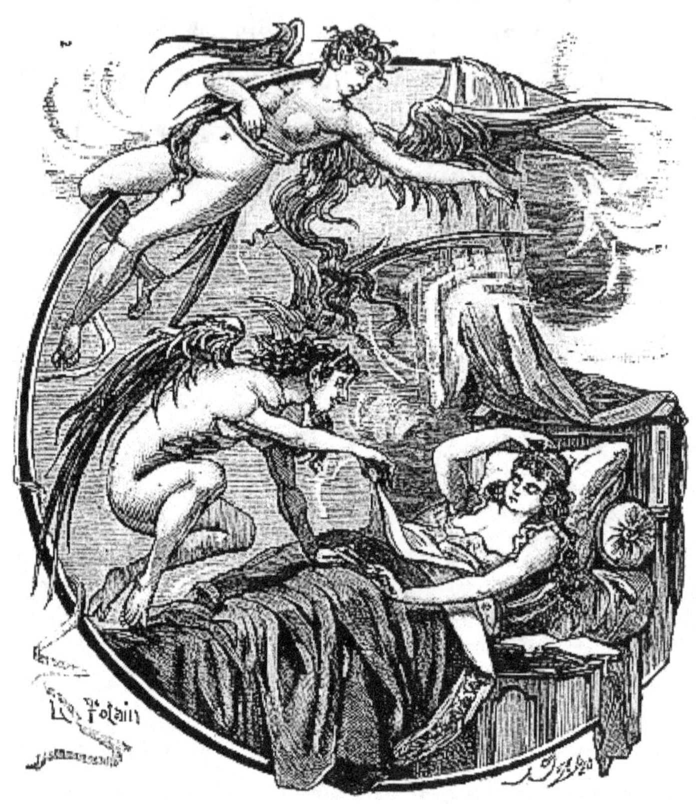

FIGURA 6: Os sonhos profetizam o curso da doença de Parkinson. Dormir mal ou com pesadelos ou gritos é um mau presságio, que pode melhorar diminuindo as medicações.

6. Diga-me seus sonhos e eu revelo-lhe o futuro

Os sonhos dos parkinsonianos profetizam o futuro... de sua doença. O conteúdo do sonho revela como os sintomas se vão desenvolver.

Os pesadelos, os sonhos violentos, o com gritos, são um mau presságio. Ao contrário, o sono reparador aumenta a mobilidade, o ãnimo eleva-se, são necessários menos comprimidos e melhora o prognóstico a longo prazo.

Não deixe que as drogas estraguem seus sonhos.

*A VIDA É SONHO *.*

O recém-nascido dorme e sonha quase o tempo todo. As sensações do mundo exterior atingem o seu cérebro que assim cresce, amadurece e acumula informações do ambiente natural e cultural em que é criado.

Guiado pelo prazer, orienta-se para o que é bom para si, tendo a dor como uma sentinela que o previne dos perigos. Aos poucos, a criança aprende que não está sozinha no mundo, que existem outros seres próximos (família) e distantes (amigos e inimigos), e que todos são regidos pelo tempo, pelo espaço, pelo sol... e pelas leis sociais.

No sonho não há limites de tempo nem espaço. O nosso verdadeiro *Eu* brota do sono, nossa própria individuali-

---

* A vida é sonho, e os sonhos são sonhos: versos de Calderón de la Barca em *La vida es sueño* (1640).

dade está nos sonhos. Dormir e sonhar alimentam nosso cérebro, desenvolvem neurônios, amadurecem nossas faculdades cognitivas e motoras. Estamos nos construindo de acordo com a forma como sonhamos.

O sono e os sonhos são fontes de saúde física e mental, um tesouro a não perder. Elimine tudo o que o mantém acordado ou lhe dá pesadelos. Comece, com a permissão do seu médico, por reduzir os medicamentos que estragam os seus sonhos.

O CONTEÚDO DOS SONHOS REVELA A EVOLUÇÃO

O tipo de sonho e sonhos predizem como a doença de Parkinson progride. As pessoas que sonham com animais estranhos, situações agressivas ou angustiantes, têm uma evolução pior. Sonhos muito vívidos, que parecem reais, alertam que alucinações estão a chegar. Quem grita e bate durante o sono, como se estivesse a lutar com o seu parceiro, está a perder mais neurónios do que o esperado e as suas funções motoras e cognitivas diminuem.

Se houver problemas de sono, os sintomas piorarão. E no paciente tratado podem ocorrer todos os tipos de distúrbios do sono: insônia, pesadelos, distúrbios motores do sono REM,[144] sonambulismo, sonilóquio, sonolência diurna, ataques de sono, narcolepsia, cataplexia , paralisia do sono, alucinações hipnagógicas ou hipnopômpicas...

HIPNOS É FILHO DA NOITE E PAI DOS ONIROS

Muitas religiões consideram os sonhos mensageiros dos deuses. O sonho é uma *religião* da mente,[139] no sentido de que *religa*, une, em relações complexas, eventos e emoções reais, atuais, com antigas memórias da infância ou arquétipos herdados. Nos sonhos, as experiências afectivas são *digeridas*, transformadas psiquicamente, e os princípios da realidade e do desejo conjugam-se.

Na mitologia grega tudo se encaixa: a Noite (*Nyx*) é a mãe de *Hipnos* (o Sono) que, em união com *Pasitea* (Alucinações) tiveram mil filhos, os *Oniros* (Sonhos) *.

No Parkinson, todos ficam desordenados: a noite não leva ao sono, e as alucinações se misturam a sonhos angustiantes e fantasias indescritíveis. É preciso recuperar um bom sono para evitar que a doença avance.

O VELHO SONHO MENOS

O recém-nascido dorme 18 horas, quase todas como sono *ativo* (esboço da fase REM), alternando com períodos de sono passivo (prelúdio do NREM). Nos meses seguintes e com estímulos externos, amadureceo ciclo sono-vigília. Esta evolução dos estádios do sono (refletida no EEG) é paralela da mielinização e do desenvolvimento do cérebro [127,156] que prosseguirá na infância e adolescência até o ciclo nictemeral adulto.

Com os anos, a proporção de sono REM (principal fase para sonhar) diminui.[41,92,156] Os sonhos dos velhos *saudáveis* são menos vívidos e narrados com menos detalhes;

---

* Os *Oniros* principais são três: *Morfeu* nos faz sonhar com formas humanas, *Fobetor* (de Phobetor=assustador) induz pesadelos com animais e *Fântaso* representa os lugares (rochas, plantas e águas) onde podemos ficar desorientados.

há menos agressividade, menos pesadelos e mais temáticas da infância e da adolescência.[92] Os parkinsonianos e os dementes também sonham menos bem.[92.239.253] Vae a pena para todos nós sonhar e lembrar o que sonhamos.

PESADELOS ANTES DO PARKINSON

Nem todas as pessoas que têm sonhos maus ou desagradáveis desenvolverão a doença. Mas pesadelos frequentes (mais de um por semana) quadruplicam o risco de Parkinson nos cinco anos seguintes.[158] No momento do diagnóstico, um em cada quatro pacientes refere sonhos perturbadores.[124,158,159,166,181,211]

SONHOS "FURIOSOS", VÍVIDOS OU COM ANIMAIS

Se o paciente (tão calmo de dia) é agressivo no sonho, ou se sonhar com animais estranhos, é porque está a deteriorar-se mais depressa.[18,19,61,232] Os sonhos violentos e *furiosos,** revelam distúrbios comportamentais do sono REM.[20,61,159,166]

Sonhos muito vívidos são prenúncios de alucinações futuras e predizem declínio cognitivo adicional.[202] Esta situação é uma emergência que requer tratamento imediato, e alguns recomendem o início precoce dos antipsicóticos [73]. Antes de mais, o médico retirará a medicação que piora os sonhos (agonistas e antidepressivos).

---

*Essa *fúria* ou raiva é atribuída ao *demônio da dopamina,* devido à desregulação desse neurotransmissor (síndrome de Lees).

O SONO CURA E NUTRE O CÉREBRO

Os antigos gregos sabiam que os sonhos são saudáveis. Nos templos de Asclépio (Esculápio, deus da Medicina), invocavam Morfeu com banhos, incensos , música e canções para induzir o sono.

O sono alimenta o cérebro. Quem dorme pouco ou tem pesadelos, no dia seguinte se concentra mal, a memória falha e ainda se move pior. Por outro lado, após um sono reparador, o corpo e a mente funcionam melhor.

Este *benefício do sono* é crucial nos pacientes: se você dormiu bastante e sonhou docemente, acordará com a cabeça fresca, tremerá menos, andará melhor e precisará de menos comprimidos.

O CÉREBRO QUE DORME MAL DEGENERA

O sono é vida,[204] mas a insônia, os pesadelos e os distúrbios do sono REM matam os neurônios. O cérebro que dorme mal degenera rapidamente. Pelo contrário, as doenças neurodegenerativas, como de Parkinson e de Alzheimer, perturbam o sono já desde o seu início.[208] Os pacientes que dormem mal evoluem muito pior, motora e mentalmente.

O tratamento ecológico da doença de Parkinson passa por dormir e sonhar bem. A soluçao é simples: convença o seu médico a reduzir os medicamentos que o impedem.

NÃO DEIXE AS PÍLULOS ROUBAR SEUS SONHOS

Memória, emoções e impulsos inconscientes são reornizados durante o sono REM *. Muitas drogas, principalmente agonistas, suprimem ou perturbam a fase REM.[176] Isso prejudica as atividades do dia seguinte, danifica a memória e altera o psiquismo.

Na doença de Parkinson, o sono é pobre† em quantidade e qualidade,[256] e será ainda pior se tomarem pramipexol ou ropirinol: sonharão menos e com menos detalhes.[40] Não deixe que lhe roubem os sonhos.

Os medicamentos anticolinesterásicos (rivastigmina, donepezil) são por vezes prescritos aos doentes com Parkinson, mas podem aumentar os pesadelos,[39,92,121] o que é mais pernicioso que benéfico.

Os benzodiazepínicos aliviam a ansiedade ou a síndrome das pernas inquietas (clonazepam), mas encurtam o sono REM e causam sonolência diurna.

Os hipnóticos induzem o sono artificialmente, como um interruptor. O lormetazepam tem uma semivida curta e pode ser útil para curtos períodos, mas perturba a arquitetura natural do sono, abrevia o sono REM e prejudica a memória.

A amitriptilina é eficaz em alguns parkinsonianos jovens com ansiedade porque seu efeito anticolinérgico diminui

---

*O sono REM regula a homeostase emocional ao ativar os circuitos dopaminérgicos mesolímbicos, envolvidos nos processos de autorreferência, memória e conteúdo motivacional dos sonhos.[1,176]

† O seu sono é mais curto e menos eficiente: (diminui a fase REM e aumenta o NREM superficial), com mais despertares e mais movimentos.[256]

o tremor. Não deve ser administrado aos idosos porque causa confusão, sonhos estranhos e falhas de memória.

HIGIENE DO SONO

A higiene* é o conjunto de regras que promovem a saúde e previnem as doenças. Para dormir bem existem regras simples e naturais que todos conhecem mas que poucos aplicam: tomar sol de dia (actividades ao ar livre) e reduzir a luz artificial antes de se deitar (nada de telemóveis ou ecrãs electrónicos). Evite café ou estimulantes, não estude ou trabalhe a essa hora.

O quarto é apenas para dormir. Duas horas depois de um jantar ligeiro, está pronto para descansar. Com a televisão desligada e o telemóvel desconectado, vai para a cama para dormir, talvez fazer sexo, mas nada mais. Não leia, não reveja as contas, nem consulte problemas com o travesseiro. E cumpra aquele ritual pessoal de que mais gosta quando se deita.

O DESPERTADOR DESVANECE OS SONHOS

O despertador toca alto, interrompendo abruptamente nossos sonhos e levantamos de um salto para nos lavar, tomar um café da manhã rápido e correr para o trabalho. Que patético! É antinatural! Estraga o cérebro, mina a nossa saúde e tornanos infelizes. Não faça nada disso,

---

* Higiene deriva de *Hígia* , uma filha de Esculápio, deus da Medicina. Ela dava recomendações para prevenir doenças (água fresca, limpeza de feridas, alimentos saudáveis, ar fresco...). Sua irmã *Panacea* ("aquela que tudo cura "), era a farmacêutica: carregava uma sacola cheia de remédios para todos os tipos de males.

deixe-se ficar na cama um pouco, e tente apanhar o sohno que lhe escapa.

Quando somos acordados de um lindo sonho, sentimos que um tesouro emocional nos foi roubado. Vamos mantê-lo. Lembrar dos sonhos (mesmo os não tão bons) reforça a memória e é muito saudável para o cérebro. E é ainda melhor se escrevermos o que sonhamos.

TOMAR SOL DE DIA PARA DORMIR BEM À NOITE

O homem primitivo distinguia claramente o dia da noite, mas a civilização borrou essa separação, com luzes artificiais que alteram o ritmo da vigília e do sono [20].

Todos nós temos um *relógio* que nos mantém despertos durante o dia e sugere o sono ao cair da noite, com um ciclo aproximado de 24 horas.*

Se tiver poucas horas de sol, terá perturbações do sono, do ritmo circadiano e do humor.[4,20] Para dormir bem, precisamos de a luz do dia, e que o nosso cérebro sinta que a escuridão está chegando. A natureza é assim, imite-a.

A MELATONINA AJUSTA O RELÓGIO CIRCADIANO

A melatonina é a chave para regular a vigília e o sono, o ritmo circadiano. Com três horas de luz solar, o seu cérebro produz melatonina e dormirá bem. Esta diminui com a idade, mas pode comprá-la nas farmácias.

---

* Este relógio circadiano (dura *aproximadamente um dia*) está no núcleo supraquiasmático do hipotálamo , e é ativado pela alternância diária entre a luz do sol e a escuridão da noite.

A melatonina não é um hipnótico, não alivia a ansiedade nem a depressão, mas ajusta o relógio biológico sono-vigília, é um antioxidante e melhora a mobilidade em parkinsonianos.[132] Pode ser utilizada como suplemento, uma ou duas horas antes de se deitar. É muito útil em combinação com a fototerapia.[65,66]

FOTOTERAPIA PARA RECUPERAR O RITMO DO SONO

Uma forma alternativa de reparar o ciclo sono-vigília é a fototerapia, que utiliza luz intensa.

A fototerapia é a aplicação terapêutica da luz. A luz, ou sua falta, atua na pineal, hipotálamo e hipófise. Afeta o humor, o cabelo, a pele e vários processos bioquímicos (produção de vitamina D e secreção hormonal).

Nestes doentes, a luz sincroniza os ritmos circadianos, melhorando o sono, a depressão e outros sintomas [5,65,66,170,235,241,242,243].

Os agonistas dopaminérgicos interferem com o ritmo circadiano dos pacientes; a luz intensa restabelece-os, sem a adição de hipnóticos.[58]

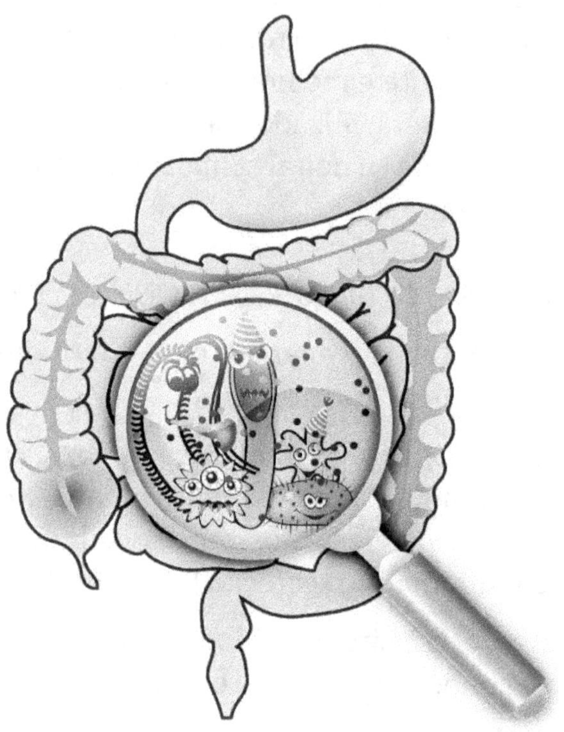

FIGURA 7. A doença de Parkinson começa no intestino e segundo como este funciona, os sintomas melhoram ou pioram. Depende também do microbiota (dois quilos de bactérias que aí vivem) e deve ser tratado com prebióticos (alimentos ricos em fibras) e probióticos (iogurte, kefir).

7. A doença de Parkinson nasce no intestino

Se o seu neurologista não lhe pergunta o que come e como defeca, mude de médico. As primeiras lesões da doença surgem no intestino, é aí que ela entra e se espalha.. É aí que deve centrar-se o tratamento.

O intestino alberga biliões de bactérias (microbiota) que digerem os alimentos, facilitam a absorção de medicamentos, produzem nutrientes e neurotransmissores, reforçam a imunidade e a saúde geral e, mais importante ainda, são fundamentais para a evolução da doença.

CONSTIPADO MUITOS ANOS ANTES DO PARKINSON

Muitas pessoas mais velhas estão obcecadas em evacuar, intuem* que a má digestão indica problemas de saúde... e têm razão. Anos antes do tremor ou da rigidez, já sofrem de obstipação, e quando a doença se declara, os sintomas são tanto mais graves quanto mais lenta é a digestão. O prognóstico é melhor para quem defeca regularmente.

Muitos dos problemas do Parkinson resultam de um mau funcionamento do intestino. Por exemplo, quando os medicamentos são mal absorvidos, os seus níveis sanguíneos flutuam e isso resulta em flutuações

---

* A intuição é um atalho do conhecimento, representa a inteligência do subconsciente (Jung), e convén escutá-la.

motoras. Mesmo na origem da doença há uma alteração do microbiota (dois quilos de bactérias presentes no intestino) que se repercute na digestão.

O PARKINSON INVADE O INTESTINO

A doença de Parkinson começa no sistema nervoso entérico, o chamado *cérebro intestinal*. As primeiras lesões coincidem no tempo: no bulbo olfatório (cheiram menos), nos gânglios simpáticos (suor, má regulação da temperatura) e no tronco encefálico (transtornos do sono).

Segundo a hipótese de Braak,[16,17,101,102] os desequilibrios da flora bacteriana (disbiose) causam uma irritação crônica da mucosa intestinal e uma neuroinflamação que se estende ao longo do eixo microbiota-intestino-cérebro.* Outras neurodegenerações (Alzheimer, Lewy) também utilizariam essa porta de entrada intestinal (e nasal).[240]

MICROBIOTA, CONSTIPAÇÃO E PARKINSON

Os parkinsonianos constipados têm bactérias intestinais diferentes (e alteradas),[15,70] e essa disbiose condiciona o surgimento e a progressão da doença.[70,105,261]

Está em discussão se as lesões aparecem mais cedo no cérebro ou na mucosa intestinal, ou se a obstipação precede a microbiota alterada, ou se ocorrem todas ao mesmo tempo. Seja qual for a ordem, estas patologias estão relacionadas. Por conseguinte, o tratamento da doença

---

*A barreira intestinal é rompida e. por esse "buraco funcional", passam elementos tóxicos e inflamatórios para o nervo vago e para o sangue, até atingirem a barreira hematoencefálica, que também está alterada.[44,221]

de Parkinson requer a prevenção da obstipação e o cuidado das bactérias intestinais através de adaptações alimentares, prebióticos e probióticos.

MICROBIOTA, ESTRESSE E AGONISTAS

O estresse destabiliza a microbiota e induz um ambiente proinflamatório que provoca parkinsonismo em ratos.[47] A flora bacteriana também é danificada pelos fármacos antiparkinsónicos, sobretudo os inibidores da COMT (entacapone, opicapone), e os anticolinérgicos.[105] Estes distúrbios da microbiota aceleram a progressão da doença de Parkinson.

AS BACTÉRIAS "COZINHAM" O QUE COMEMOS

Somos o que comemos, e também o que as nossas bactérias intestinais fazem com o que ingerimos. A microbiota *cozinha* o que comemos, processa-o, e fabrica novas moléculas que vão passar ao sangue e ao cérebro.

Nossas bactérias são intermediárias entre os alimentos e o que chega a nossos neurônios. Podemos comer de forma *saudável* (dieta mediterrânea, frutas, vitaminas), mas de pouco servirá se a flora intestinal for deficiente.

O INTESTINO É UMA FONTE DE DOPAMINA

As colônias de *boas bactérias* nos protegem das doenças de Parkinson e Alzheimer; nossa saúde metabólica e imunológica depende delas.[219] O intestino e a microbiota *fabricam* dopamina (crucial para o movimento e o bem-estar) e outros neurotransmissores (serotonina, norepinefrina, GABA) que influenciam a ansiedade e a depressão.[48,78,219] A manipulação da microbiota está sendo investigada para tratar Parkinson e outras doenças neurodegenerativas ou psiquiátricas.

DISCINESIA DE ORIGEM DIGESTIVA

Os doentes com má digestão têm mais discinesias. Tal pode dever-se à disfunção autonómica inerente à doença ou a uma microbiota deficiente que dificulta a digestão e torna o intestino mais lento.

Os medicamentos não são absorvidos no estômago, mas no duodeno. Se o esvaziamento gástrico for retardado, a levodopa é absorvida tardiamente e de forma deficiente, resultando em níveis sanguíneos irregulares e sintomas erráticos: oscilações motoras ou discinesias. Os procinéticos (domperidona) ajudam, mas o remédio natural é melhorar a dieta e a microbiota .

A soja e outras leguminosas reduzem as flutuações porque aumentam a absorção e a eficácia da levodopa, em animais parkinsonizados e em humanos.[115,151,196]

DIETA PARA QUE A LEVODOPA SEJA MELHOR ABSORVIDA

A eficácia do Sinemet ou do Madopar varia consoante a sua alimentação.[126]

Na dieta de redistribuição proteica, a carne e o peixe são reservados para o jantar, para que não compitam com a levodopa durante o dia. Pelo contrário, a levodopa se absorve melhor misturada com carboidratos (espaguete, pizza, açúcar) e em um ambiente ácido. Por isso, quando o doente está bloqueado (off), uma dose de resgate de Sinemet ou Madopar é esmagada e adicionada a um pouco de açúcar e sumo de limão. O efeito da levodopa será mais rápido.

A absorção da levodopa também é aumentada com a cafeína e com as sementes de *Plantago ovata*, que permitem que a levodopa passe ao sangue de forma mais suave, obtendo concentrações mais estáveis e elevadas.[63]

A DIETA É PARTE DO TRATAMENTO

Mudar a dieta, agregar nutrientes e cuidar da flora intestinal diminui o risco de doença de Parkinson e melhora sua evolução.[249]

As dietas mediterrânea[240] e piscivegetariana[75,116,148] são muito benéficas. Têm sido propostos muitos tipos de dietas (hipocalóricas, ricas em hidratos de carbono, etc.) que detalho noutro livro.[84] Aqui vou insistir no que melhora a microbiota (fibras, prebióticos, probióticos) para prevenir a inflamação intestinal e a constipação.

Evite as substâncias tóxicas nos alimentos e no ambiente. Você acha que sua salada é saudável, mas se não lavá-la corretamente, pode ingerir os pesticidas do tomate, os conservantes do milho enlatado e as nanopartículas de petróleo deixadas na alface pelo tubo de escape do camião de entregas. Lembre-se que os químicos industriais causam Parkinson.[26,42,74,115,152]

EVIE O QUE LHE CAUSA PRISÃO DE VENTRE

Negoceie com o seu médico a redução dos medicamentos que provocam constipação, principalmente os agonistas (ropinirole, pramipexol), os anticolinérgicos (muitos antidepressivos) e os analgésicos opioides (codeína, tramadol).

Contra a prisão de ventre: dieta rica em vegetais e fruta, exercício e suplementos de fibras (cascas de *Plantago ovata*) com bastante água (mais de dois litros), porque sem a quantidade suficiente não são eficazes.[6]

PREBIÓTICOS E PROBIÓTICOS

Os prebióticos são alimentos que não digerimos, mas que nutrem as bactérias intestinais e estimulam o crescimento de cepas *benéficas*. São uma variedade de carboidratos ricos em fibras, sendo os mais conhecidos a inulina e os fruto-oligossacáridos presentes em alguns alimentos naturais ou adicionados pelo fabricante.

Os probióticos são microorganismos vivos , bactérias ou leveduras provenientes de alimentos, medicamentos ou suplementos dietéticos. Destacam-se os *Lactobacillus* e as *Bifidobacterium*, disponíveis em comprimidos, mas preferimos aqueles usados para conservar alimentos através da fermentação dos repolhos (chucrute) ou do leite (iogurte, kefir).

Os probióticos preservam a microbiota , protegem contra as doenças de Parkinson e de Alzheimer, aumentam metabólitos e vitaminas, eliminam patógenos, amadurecem o sistema imunitario e mantêm intacta a barreira da mucosa intestinal.[174] O kefir é muito eficaz contra a constipação.[10]

COMA MENOS, ANDE MUITO E VIVERÁ MAIS TEMPO

Se vendessem uma droga para viver mais e melhor, todos o comprariam. Essa panacéia existe, não custa dinheiro e não precisa de ir à farmácia:" *Menos pratos e mais sapatos*" é a chave da longevidade. Já vimos algo disto com a *caminhada rápida*. Agora vamos falar sobre distanciar os nossos pratos e enchê-los menos.

Comer pouco permite que as leveduras, as moscas da fruta, os macacos e os humanos vivam mais tempo, e os torna mais saudáveis e resistentes ás doenças neurodegenerativas e cardiovasculares, ao câncer e à diabetes. [50] Limitar calorias é o fator mais importante para melhorar os sinais de envelhecimento celular.[178]

A fonte da longevidade é o jejum intermitente. Se fizer jejum, o seu corpo utiliza as reservas de gordura antigas e, quando comer mais tarde, armazenará novos nutrientes. Quer estragar uma planta? Regue-a todos os dias e as suas raízes encolherão; mas, de vez em quando, se a deixar sem água durante uma semana, as suas raízes crescerão à procura de água.

JEJUM INTERMITENTE BREVE

As restrições alimentares consistem em reduzir a alimentação ou variar a frequência e os intervalos entre as refeições. A sua eficácia na prevenção e tratamento da doença de Parkinson é atribuída aos seus efeitos neuro-endócrinos, metabólicos gerais, neuroinflamatórios e no microbioma.[238]

O jejum intermitente é mais eficaz do que os suplementos alimentares (que só actuam sobre um alvo). O *jejum intermitente breve* não reduz a quantidade de alimentos ingeridos, mas aumenta o tempo entre as refeições.

Um jejum breve (8-12 horas) por dia, ou de dois em dois dias, ou dois ou três dias por semana é suficiente.[50] Isto força o organismo a utilizar algumas reservas, que são depois repostas, e a função intestinal é regenerada.

UM TRANSPLANTE FECAL PROTEGE DO PARKINSON

Para induzir parkinsonismo em ratinhos, alteramos o seu microbiota e depois administramos uma toxina como a rotenona oral. Mas se primeiro lhes dermos um transplante fecal de bactérias, que restaura o seu microbiota, evitamos que a mucosa fique inflamada e eles serão menos afectados pelo parkinsonismo.[257]

Este efeito protetor contra a doença de Parkinson de transplantes fecais também foi demonstrado em camundongos inoculados com MPTP.[222,259]

O transplante de bactérias intestinais já é feito em pacientes com problemas graves de microbiota e, no futuro, pode ser uma opção para parkinsonianos que não absorvem bem a medicação. É um último recurso, tem riscos e contraindicações, e teremos que esperar por ensaios clínicos mais relevantes.

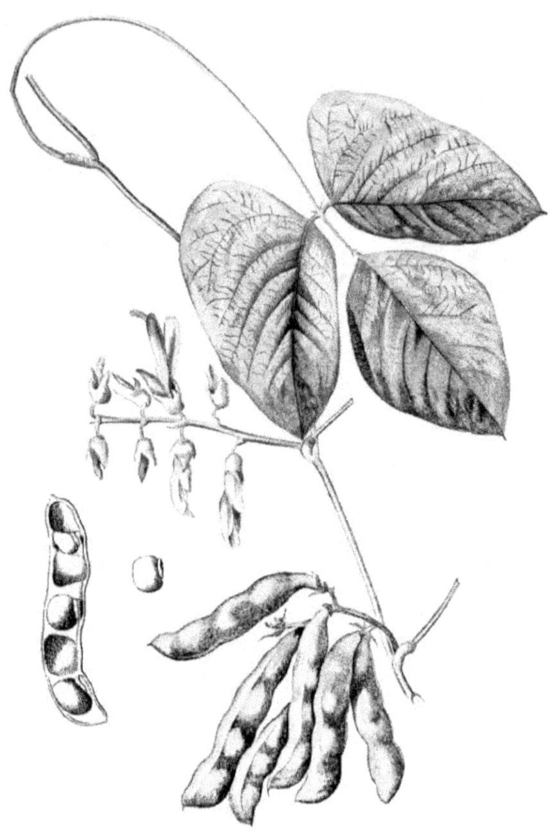

FIGURA 8. A levodopa natural está presente no feijão comum. A mucuna é um feijão que a contém em maior concentração porque cresce nos trópicos. É o melhor produto natural para tratar a doença de Parkinson.

8. Comece com levodopa natural (Mucuna)

Na Amazônia brasileira experimentei a mucuna e fiquei muito alegre, me senti *como uma moto*, física e mentalmente.* Conheci a teoria pelo meu livro[81,82] de 2014, e foi um ano depois que a pratiquei num paciente de Manaus, com resultados espetaculares que publiquei.[87,88]

A *Mucuna pruriens* é o melhor produto natural para a doença de Parkinson. Quando a levodopa se torna necessária, é melhor procurar um remédio na natureza do que na farmácia. A fava comum (*Vicia faba*) contém uma pequena quantidade de levodopa. A mucuna é um feijão tropical com muito mais levodopa, que ajuda as pessoas com doença de Parkinson.

DESPREZAM A MUCUNA PORQUE NÃO A CONHECEM

Há médicos que desprezam a mucuna porque não a estudaram. Os mais céticos reconhecerão que o feijão COMUM contém levodopa.† A mucuna é um feijão que, por crescer nos trópicos, tem maior concentração de levodopa.

---

*A parte científica está na revista e no congresso; também fiz um vídeo na perspectiva de uma experiência de vida pessoal: https://www. Youtube. com /watch?v=PYYT6Oezc3E&t=3s&ab channel=NeurologoGranada.

† A levodopa foi descoberta por Gugenheim depois de comer demasiadas habas (*Vicia fava*). Em pacientes em fase inicial, com poucos sintomas, as favas seriam uma opção terapêutica.[185,186]

A levodopa da mucuna é natural e tem menos efeitos colaterais do que a levodopa sintética contida no Sinemet, Sinemet Plus, Sinemet Retard, Madopar, Madopar Retard ou Stalevo. Essas múltiplas preparações de levodopa sintética são fabricadas para atender aos diferentes estágios da doença e aos diferentes perfis de absorção dos doentes.

Outra forma de administração de levodopa é a mucuna, que é muito benéfica para o perfil de absorção de muitos doentes, provoca menos discinesias ou complicações. Além disso, seu efeito é mais rápido e duradouro, e melhora o humor: ensaios clínicos comprovam isso e eu próprio já constatei na prática. A mucuna pode interagir com outros medicamentos e deve ser controlada por um médico.

PÓ DE SEMENTES E SEUS EXTRATOS

As sementes de mucuna são a maior fonte natural de levodopa (juntamente com outros ingredientes pouco conhecidos) e são mais eficazes e menos tóxicas do que as preparações sintéticas.[119]

O pó destas sementes (como em Zandopa*) contém entre 2,5 e 3,9% de levodopa.[119,190,233] Isso implica que para 1 grama de levodopa são necessários 30 gramas de sementes (FIGURA 9). Existem vários métodos de extração química que atingem concentrações de levodopa entre 15 e 50% para uso em cápsulas ou elixires.

---

* *Zandopa* é o nome comercial de um pó de sementes de mucuna normalizado, utilizado nos principais ensaios clínicos.

Olanow e Lees, dois dos maiores especialistas em doença de Parkinson, patentearam o seu próprio extrato de sementes de mucuna para tratar doenças neurológicas e propuseram-no como uma alternativa às formulações convencionais de levodopa.[233]

MUCUNA É MELHOR QUE SINEMET OU MADOPAR

As comparações são odiosas... para quem as perde.* As patentes para extratos de mucuna e numerosos ensaios clínicos demonstram as vantagens da mucuna sobre as preparações convencionais de levodopa (Sinemet, Madopar).[34,35,119,233]

Detalhes aparecem em outro de meus livros,[81,82] e aqui resumi as vantagens da mucuna:

- É menos tóxica do que a levodopa convencional.

- É melhor absorvida, seu efeito começa mais cedo.

- Melhora os sintomas durante mais tempo.

- Não requer aumentos frequentes da dose para se manter eficaz.

- Provoca menos discinesias, e ainda melhora as que já existiam.†

---

* O tempo "on" (melhora motora) e as discinesias (complicações) com 2 comprimidos de Sinemet Plus foram comparados com 15 e 30 gramas de mucuna em pó (Zandopa), e a mucuna ganhou.

† A mucuna gera menos discinesias nos pacientes [35.119.233], e em ratos nos quais as discinesias foram induzidas, a mucuna as melhora, por sinergia com seus outros ingredientes [96].

Com essas qualidades, a mucuna tem um lugar no tratamento do mal de Parkinson. É outra forma de administrar a levodopa que pode beneficiar determinados pacientes em alguns períodos de sua evolução.

A MUCUNA É MUITO CARA SEM CARBIDOPA

A mucuna não possui carbidopa nem benserazida (que potenciam qualqure levodopa, seja ela convencional ou natural). Por conseguinte, para obter o mesmo efeito que os medicamentos normais, a quantidade de levodopa natural necessária é três a quatro vezes superior.[24] Além disso, como as preparações de mucuna vendidas na Internet contêm pouca levodopa, terão pouco efeito sobre os sintomas se forem dadas isoladamente.

Para obter o efeito clínico de um comprimido de Madopar ou Sinemet, deve-se administrar 1000 mg de mucuna levodopa. Isso seria o mesmo que 4 (7,5 gramas) xícaras de Zandopa (no total, 30 gramas de pó de semente). (FIGURA 9). Se você optar por cápsulas, equivale a 20 cápsulas das preparações que fornecem 50 mg por dose (como Dopabean), e há aquelas que contêm menos.

Imagine um parkinsoniano recém-diagnosticado tomando três comprimidos de Sinemet Plus 25/100 *: são 300

---

*Sinemet Plus (25/100) contém 100 mg de levodopa, menos da metade de um Sinemet "simples" (25/250 mg). O termo *Plus* (mais) significa que tem uma proporção maior de carbidopa (1:4 vs. 1:10) para reduzir os efeitos adversos.

mg de levodopa, o mesmo que 6 cápsulas de mucuna Dopabean (6 x 50 mg por cápsula).

Contudo, como o Dopabean não contém carbidopa nem benserazida, para obter a mesma melhoria que três comprimidos de Sinemet Plus, a levodopa natural teria de ser multiplicada por 4; seriam necessárias 24 cápsulas de Dopabean se tomadas isoladamente. Por este motivo, os pacientes que tomam mucuna sozinha, me-lhoram pouco, apenas como efeito placebo (20 % em média).

ZANDOPA É A MUCUNA DOS ENSAIOS CLÍNICO S

Os ensaios clínicos de maior valor científico foram efectuados com Zandopa, a marca de um pó normalizado de sementes de mucuna.

Não sendo um extrato, a sua concentração de levodopa (cerca de 3,5%) é inferior à de Dopabean ou de outras cápsulas; vem com uma colher para 7,5 gramas de pó, o que equivale a 250 mg de levodopa (5 cápsulas de Dopabean). Como não contém carbidopa nem benserazida, são necessárias 4 colheres de Zandopa (30 gramas = 1000 mg de levodopa natural) para uma eficácia clínica semelhante à de um Sinemet 25/250 (FIGURA 9); ou quase 5 colheres para substituir três comprimidos de Sinemet Plus (300 mg).* O equivalente seria 20 cápsulas de Dopabean (50 mg levodopa cada) ou extractos semelhantes.

---

*Isso ocorria também com a levodopa sem carbidopa ou benserazida (antiga Larodopa): a dose tinham de ser muito aumentada, com grandes vómi-tos. Até que surgiu o Sinemet: do latim: *sine emete* = sem vômito).

O CHÁ VERDE REFORÇA A MUCUNA

O chá verde reforça a ação da mucuna porque contém substâncias com efeitos semelhantes aos da carbidopa, da entacapona e da selegilina. Assim, aumenta ligeiramente a biodisponibilidade e a eficácia da levodopa natural.[87,88,134]

Tente, depois de consultar o seu médico, associar a mucuna ao chá verde, em chás de ervas ou ao seu extrato, em cápsulas.

ADICIONAR CARBIDOPA À MUCUNA

A carbidopa (e a benserazida) tornam a levodopa do Sinemet mais potente, e diminui seus desconfortos (náuseas, taquicardia). Faz o mesmo com a levodopa natural. A mucuna com carbidopa melhora muito os pacientes e até diminui as discinesias.[187] Mucuna também pode ser combinada com benserazida.[35]

A carbidopa é vendida separadamente (Lodosyn) nos Estados Unidos e no Canadá. Se não estiver disponível, pode utilizar-se um meio Sinemet Plus 25/100 (12,5 mg de carbidopa)* e subtrair a levodopa sintética (50 mg nesse meio comprimido) à levodopa de mucuna utilizada. Note-se que, com a mucuna assim potenciada, a dose deve ser reduzida.

E se não toma Sinemet ou Madopar? Então a mucuna é pouco eficaz. Os pacientes queixam-se de que "não faz nada", e o motivo é que a descarboxilase a elimina rapi-

---

*Com Madopar 50/200, o equivalente seria um quarto de comprimido (12,5 mg de benserazida e apenas 50 mg de levodopa convencional.

damente do sangue, sem tempo para que uma quantidade suficiente chegue ao cérebro.

MUCUNA, SOJA, ENTACAPONE, OPICAPONE, MAOIs

Pensa-se que a maior eficácia da mucuna se deve aos seus ingredientes ainda não identificados. Foi encontrado na mucuna um inibidor natural da COMT (como o entacapone), que aumentou a eficácia da levodopa num ensaio com animais.[169]

A soja inibe a COMT de maneira semelhante à entacapona. Misturada (11 gramas) com Sinemet Plus, melhora a mobilidade durante mais tempo e reduz as discinesias.[151]

No momento em que escrevo (janeiro de 2023), não encontrei nenhuma publicação sobre a mucuna combinada com entacapone ou opicapone. Nem vi qualquer estudo sobre a mucuna associada aos IMAO (selegilina, rasagilina, safinamida). É lógico pensar que, tal como estes potenciam a levodopa sintética, fariam o mesmo com a mucuna. Resta esperar por novos ensaios clínicos.*

FRAUDES AO COMPRAR MUCUNA

A Internet vende tanto mucuna boa como má. Se o conteúdo e a concentração da fórmula não forem claros, não a compre. Além disso, muitos mentem: não carregam a quantidade de levodopa que anunciam.

---

*Nas plantas existem substâncias com efeitoS semelhantes aos de vários antiparkinsonianos. [189] Alguns componentes da Banisteria actuam como a safinamida (Xadago),[45] mas é uma planta tóxica; deixe-os investigar.

A minha colega Tanya Denne (investigadora no Oregon) deu o alerta depois de ter analisado seis produtos de mucuna:[217] três marcas continham apenas 6, 34 ou 40% de levodopa indicada no folheto. Três outras levam a quantidade declarada e até mais. Não direi as deficientes, mas as marcas que cumprem o que dizem: Dopabean (Solaray), Mucuna Dopa (SourceNaturals) e Zandopa (Zandu).

No outono de 2022, uma outra análise de 16 produtos de mucuna[36] mostrou grandes disparidades no teor de levodopa: entre 2 e 241 mg. Se você compra mucuna, o folheto informativo não é suficiente, peça um certificado de conteúdo, diferenciando a quantidade de pó ou extrato de sementes, a percentagem de levodopa e o que cada unidade realmente contém (por vezes dão o valor de levodopa por *dose*, que pode ser de duas cápsulas).

ATUALIZAÇÕES SOBRE MUCUNA

Na minha página www.mucuna.es dou informação adicional sobre a mucuna.

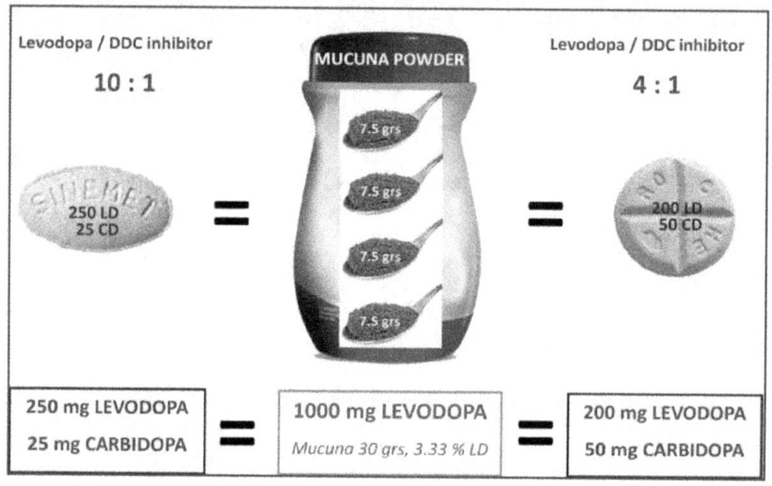

FIGURA 9. É difícil ajustar a dose de mucuna. Como não há carbidopa, são necessários 1000 mg de levodopa natural (30 gramas de pó de sementes) para obter o mesmo efeito clínico que um comprimido de Sinemet.[88] Mas cuidado se forem combinados, pois a carbidopa do comprimido vai potenciar a mucuna. Consulte o médico.

9. Mucuna para pacientes medicados

Nos pacientes que já tomam Sinemet ou Madopar, pode substituir uma parte do medicamento por mucuna, sob a supervisão de um neurologista. O paciente nunca deve tentar fazê-lo sozinho.

Como já foi referido, qualquer levodopa (natural ou sintética), quando administrada isoladamente, tem um efeito clínico fraco, apenas um quarto do obtido quando combinada com carbidopa ou benserazida.

O primeiro passo é reduzir ou eliminar os fármacos menos necessários nos doentes em tratamento geral e antiparkinsoniano.

Verificaremos também se as preparações convencionais de levodopa (Sinemet, Madopar) são administradas corretamente antes de as substituir pela mucuna.

REVER A MEDICAÇÃO GERAL

É aconselhável reduzir os medicamentos não necessários. Com a evolução da doença de Parkinson, a tensão arterial diminui e para isso contribuem os medicamentos antiparkinsónicos, antiprostáticos, ansiolíticos e antiarrítmicos.

Vejo doentes que eram hipertensos, mas que já não o são e continuam a tomar anti-hipertensores de que não precisam ou que lhes são prejudiciais. Também lhes são receitados medicamentos para a próstata ou para o coração e queixam-se de que ficam tontos com o Sinemet... Como é que não vai sentir tonturas se com pressão baixa eles tomam aquele monte de remédios?

As limitações da utilização da mucuna são as mesmas da levodopa, mas há quem refira que pode potenciar os agentes antiplaquetários e não deve ser combinada com anticoagulantes. Tem um ligeiro efeito hipoglicémico e hipotensor, que deve ser tido em conta.

REAVALIAR OS AGONISTAS NO IDOSOS

As perturbações do sono e cognitivas podem ser observadas com a levodopa, mas são muito mais frequentes com outros fármacos antiparkinsónicos (ropinirol, pramipexol, rotigotina, rasagilina, amantadina...) que pouco melhoram as pernas por muito que perturbem a cabeça, sobretudo nos idosos. A partir de uma certa idade, os agonistas devem ser retirados ou reduzidos.

LEVODOPA SOB DEMANDA PARA SALVAR

Os medicamentos de ação prolongada devem ser administrados em horários fixos: pramipexol, rasagilina, opicapone e levodopa de ação retardada (Sinemet Retard, Madopar HBS).

No entanto, uma parte da dose de levodopa de ação rápida (Sinemet Plus ou Madopar) pode ser poupada se for administrada com alguma flexibilidade, com variações ocasionais do horário ou da dose (dentro de um intervalo). E esta levodopa *ad libitum* (conforme necessário, a pedido) é mais eficaz.[100]

Se um doente estiver numa situação de discinésia, mesmo que a levodopa esteja programada para essa hora, não a deve tomar. E um doente que esteja *a bloquear* pode antecipar a sua dose prevista para uma altura posterior.

Dentro de uma certa margem, é possível adaptar os horários e as doses de Sinemet Plus ou Madopar. Porque nalguns dias precisará de mais levodopa do que noutros, dependendo de como dormiu, da meteorologia, de se sentir feliz ou infeliz, de fazer exercício ou do que comeu. Isto pode poupar-lhe levodopa nalguns dias, durante meses e anos. Consulte o seu médico.*

MUCUNA PARA SUBSTITUIR SINEMET OU MADOPAR

Depois de baixar as drogas gerais e agonistas dopaminérgicos, e reestruturar a levodopa convencional, é hora de substituir uma parte pela levodopa natural.

Precisamos de uma mucuna fiável, que contenha a quantidade de levodopa anunciada, tal como foi provado com Zandopa e Dopabean (veja o capítulo anterior).

USAR SÓ A MUCUNA SERIA MUITO CARO

Se, em pessoas recém-diagnosticadas, a toma de mucuna sozinha requer uma grande quantidade, muito mais seria necessário para aqueles que foram tratados com medicamentos antiparkinsónicos durante anos.

---

*Exemplo de margem, para 4 a 6 comprimidos diários de Sinemet Plus: um ao levantar e o restante para ser tomado quando perceber que "está parando". O médico irá treiná-lo para prever o fim da dose e o início dos sintomas e evitar uma queda excessiva de levodopa.

Se não for misturado com carbidopa ou benserazida, para obter o efeito clínico de um comprimido de Madopar ou Sinemet 25/250, deve-se administrar 1000 mg de mucuna levodopa. São 4 doses de Zandopa (30 gramas de pó de semente) (FIGURA 9) ou 20 cápsulas das preparações que fornecem 50 mg por dose.

Se um paciente toma quatro comprimidos por dia de Sinemet 25/250 (ou Madopar 50/200) e quiser substituí-los pela mucuna, necessitará de 4000 mg de levodopa natural, ou seja, 120 mg de pó de sementes (quase um frasco inteiro de Zandopa), ou 66 cápsulas de Bonusan (60 mg) ou 80 de Dopabean (50 mg).

Isto é acessível para poucos no mundo ocidental, com o paradoxo de que nos países tropicais pobres, onde não podem comprar Sinemet, a mucuna cresce espontaneamente, é muito barata e é uma boa opção.*

COMBINAR MUCUNA E SINEMET

A mucuna é quatro vezes mais eficaz na presença de carbidopa ou benserazida. Por conseguinte, pode manter uma parte de Sinemet ou de Madopar, que potenciará a mucuna, e um quarto desta será suficiente.

Compreender isto é fundamental para ajustar as doses. Os problemas são maiores se um paciente estava usando só mucuna e, depois, decide adicionar medicamentos convencionais que irão quadruplicar o efeito da mucuna e tornar-se excessivo.

---

*Em países tropicais pobres, a alternativa é torrar as sementes de mucuna, e os resultados não são inferiores aos das marcas convencionais.[24]

DESCUBRA O SEU PERFIL INDIVIDUAL PARA MUCUNA

A mucuna é uma outra forma de administrar a levodopa, mas a sua resposta não é a mesma para todas as pessoas.

Na primeira vez que um doente toma mucuna, começo por verificar o seu perfil individual. Ao longo de vários dias, substituo uma parte da dose convencional de levodopa pelo equivalente de mucuna, ou um pouco mais (dado que a mistura tem uma menor proporção de inibidor da descarboxilase).

As sucessivas variações vão depender dos resultados iniciais. Se forem efectuadas, como aconselho, em doses baixas e lentamente, a melhoria dos sintomas tornar-se-á gradualmente percetível. Seguem-se alguns exemplos para orientação, a consultar com o seu médico.

COMO REDUZIR SINEMET PLUS 25/100 (amarelo)

Um doente com três comprimidos de Sinemet Plus (100 mg de levodopa e 25 mg de carbidopa) pode substituir um desses comprimidos (mantendo os outros dois) por duas cápsulas de Dopabean (cada cápsula contém 333 mg de mucuna a 15 % de levodopa = 50 mg).

O efeito pode ser um pouco menor porque esses 100 miligramas de levodopa natural vão sem carbidopa, então, em teoria, seria menos eficaz... a menos que o efeito da dose anterior de Sinemet ainda dure.

Outra opção seria, ao invés de um comprimido de Sinemet Plus, dar apenas metade (50mg de levodopa e 12,5 mg de carbidopa) juntamente com uma cápsula de Dopabean (50mg).

COMO REDUZIR MADOPAR 50/200

Num doente que toma três doses de meio comprimido de Madopar 50/200, a mudança é semelhante, exceto que meio comprimido de Sinemet Plus equivale a um quarto de Madopar 50/200 (200 mg de levodopa e 50 mg de benserazida).

Pode, portanto, substituir meio comprimido de Madopar 50/200 (100 mg de levodopa e 25 mg de benserazida) por duas cápsulas de Dopabean (100 mg de levodopa), mantendo as outras duas doses de meio comprimido. Ou, para começar ainda mais lentamente, tome um quarto de Madopar (50 mg de levodopa e 12,5 mg de benserazida) com uma cápsula de Dopabean.

COMO REDUZIR SINEMET 25/250 (azul)

Se tomava três comprimidos de Sinemet 25/250, e vai substituir um, trata-se de uma dose elevada de levodopa convencional, 250 mg, que deve ser compensada com 5 cápsulas de Dopabean (apenas nesta dose), mantendo os outros dois comprimidos. Mesmo assim, seriam insuficientes na ausência da carbidopa. Portanto, não é surpreendente que as tentativas de mudar para mucuna sejam às vezes decepcionantes.

Prefiro uma mudança em duas etapas, adicionando carbidopa extra, da seguinte forma: em vez de um comprimido de Sinemet 25/250 mg, recomendo que tome um Sinemet Plus 25/100 (fornece a mesma quantidade de carbidopa que um Sinemet 25/250 mg), juntamente com duas cápsulas de Dopabean (100 mg de levodopa natural). Obtém-se assim um rácio aceitável: 25 mg de carbidopa para 200 mg de levodopa (100 mg convencional mais 100 mg natural). É uma boa forma de iniciar o processo de substituição.

PARA QUEM TOMA STALEVO

Stalevo contém duas substâncias, carbidopa e entacapona, que potenciam o efeito de qualquer levodopa.

A entacapona inibe uma outra enzima, a COMT que, se combinada com mucuna, também potenciaria sua levodopa natural. Em conjunto com a carbidopa, o resultado é menos previsível, mas geralmente crescente.

O Stalevo 100 é equivalente a um Sinemet Plus 25/100 mais 200 mg de entacapona: 100 mg de levodopa juntamente com 25 mg de carbidopa e 200 mg de entacapona.

A opção mais simples consiste em substituir um comprimido de Stalevo 100 por Stalevo 50 (50 mg de levodopa, 12,5 mg de carbidopa e 200 mg de entacapone) juntamente com uma cápsula de Dopabean (50 mg de levodopa).

DISCINESIAS E PACIENTES AVANÇADOS

No caso das flutuações motoras, Olanow propôs a ingestão frequente e curta de uma solução de levodopa.[157] Assim, os níveis plasmáticos são estabilizados, a mobilidade torna-se mais regular e os bloqueios diminuem. A Mucuna estraga-se rapidamente na água (escurece), pelo que deve ser tomada sem diluir, mas pode ser combinada com a ingestão frequente de uma solução de Sinemet Plus ou de Madopar (que se conserva melhor se lhe juntarmos um comprimido efervescente de vitamina C, que é um antioxidante).

Em pacientes avançados com discinesias, foi experimentada uma mudança rápida das preparações convencionais (com carbidopa) para a mucuna. Vieram com doses muito altas de levodopa convencional que foram substituidas por quatro vezes mais levodopa de mucuna.[34] A eficácia clínica foi semelhante, mas metade dos pacientes não tolerou uma troca tão rápida. Esta transição deveria fazer-se gradualmente ou através da combinação de carbidopa isolada com mucuna.

O SEU MÉDICO DEVE VERIFICAR A MUCUNA

As preparações de mucuna variam muito em qualidade e composição. É difícil calcular as doses de pó ou extratos, seu conteúdo de levodopa, e a eficácia esperada para os sintomas.

É arriscado misturar Sinemet com mucuna porque a carbidopa vai quadruplicar seus efeitos. Mais ainda se a misturar com Stalevo sem conhecimentos suficientes: a levodopa da mucuna será duplamente potenciada pela carbidopa e pela entacapona.

Não o faça sozinho. Deixe-se aconselhar pelo seu neurologista.

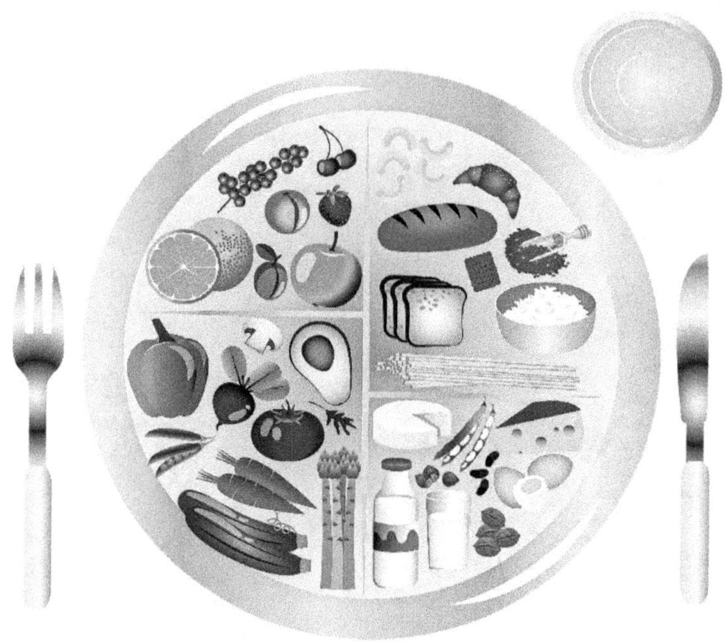

FIGURA 10. Existem muitos nutrientes e suplementos importantes para as pessoas com doença de Parkinson. Aqui descrevo os essen-ciais.

10. Suplementos essenciais

Nenhuma vitamina ou nutriente demonstrou melhorar a doença de Parkinson, mas se eles estão faltando, os pacientes evoluem mal.

Existem muitos suplementos que descrevo em meu livro *Natural Remedies for PD*, e muitas informações em outras publicações.[141,142,146] Aqui descrevo apenas aqueles que considero essenciais.

DAR B6, PORQUE A CARBIDOPA ROUBA-A

A carbidopa provoca uma carência de vitamina B6 que deve ser reposta nas pessoas que tomam Sinemet por muito tempo (ou benserazida de Madopar).

Há quem diga que essa vitamina é incompatível com a levodopa, o que, além de exagerado, não é verdade. Leia atentamente o folheto: a B6 diminui a ação da levodopa quando é tomada de forma isolada, mas não quando associada à carbidopa ou à benserazida (como no Sinemet e no Madopar).

Se a carência de vitamina B6 não for compensada, as discinesias aumentam e desenvolve-se uma neuropatia periférica..

Esta neuropatia é muito frequente e grave nas pessoas tratadas com infusões de duodopa (doses elevadas de levodopa e de carbidopa), devendo fazer-se uma suplementação preventiva de B6 e controlar os níveis de homocisteína. É melhor completar com B1.

B6, B9, B12 PARA DIMINUIR A HOMOCISTEÍNA

A homocisteína está elevada no sangue dos parkinsonianos, em até um de cada cinco dos recém-diagnosticados.[110] A levodopa aumenta a homocisteína, e esta depleta as vitaminas B6, B9 (ácido fólico) e B12, levando a um aumento do défice cognitivo,[175,246] a progressão da doença [162] e o risco de acidente vascular cerebral [95].

Tudo isso pode ser facilmente evitado com a suplementação de B6, B12 e ácido fólico (B9), em doses moderadas.[95.220.252]

FALTA DE VITAMINA D EM IDOSOS E PARKINSONIANOS

Muitos idosos são pobres em vitamina D e, se tiverem déficits cognitivos, melhoram quando a recebem.[108,129]

A vitamina D tem muitas funções importantes: é neurotrófica, antioxidante, anti-inflamatória, fortalece a cognição e o sistema imunológico.[30] Durante a pandemia de Covid, as pessoas com níveis baixos tiveram tendência a ser hospitalizadas,[13] e sofreram infecções mais graves. [90.145.173]

Nos parkinsonianos há mais deficiência de vitamina D [11.212.258.260] e sua reposição serve de prevençãvo. Embora não aumente a mobilidade, reduz os sintomas não-motores e melhora a evolução: os recém-diagnosticados com níveis mais baixos de vitamina D têm um pior prognóstico nos três anos seguintes.[212]

É um suplemento necessário para retardar a doença.

ÔMEGA 3 PREVINE A DISCINESIA

Os benefícios para a saúde dos ácidos graxos ômega-3 são bem conhecidos. Em macacos con parkinsonismo induzido, aliviam as discinesias.[201] Com um punhado de nozes por dia e quatro sardinhas por semana, você não precisará de suplementos de ômega 3.

CHÁ VERDE

Além de seu alto teor de antioxidantes, o chá verde contém substâncias com efeito semelhante ao da carbidopa e pode ser usado para potencializar a mucuna (ver esse capítulo).

KEFIR E PREBIÓTICOS

Como prebióticos, recomenda-se dietas ricas em fibras, e o kefir e o iogurte como probióticos naturáis. São necessários em pacientes com doença de Parkinson, como vimos no capítulo 7.

SUPLEMENTOS PARA SONO

A síndrome das pernas inquietas pode ser causada por uma falta de ferro. Se a ferritina plasmática for baixa, um suplemento de ferro pode resolver o problema.

O magnésio é outro mineral com propriedades sedativas que podem facilitar o sono, em doses de 200-400 mg. Também melhora a constipação e a saúde cardiovascular

Maracujá, valeriana e outros sedativos naturais são boas opções contra a insônia.

CAFEÍNA E GINGSENG CONTRA O SONO DIURNO

Suplementos de café ou cafeína melhoram a sonolência diurna e aliviam a hipotensão ortostática (queda da pressão arterial ao se levantar).

O ginseng tem efeitos semelhantes em prevenir as baixas de tensão sanguínea, além de o manter acordado, mas não deve ser usado em casos de hipertenão ou arritmias cardíacas.

GELEIA REAL E PRÓPOLIS

A geleia real das abelhas contém numerosas vitaminas e minerais, e nada menos que 578 aminoácidos aos quais se atribui a longevidade e muitas outras propriedades taos como antioxidante, imunomoduladora e anti-inflamatória.[2,143] Em ensaios com animais *parkinsonizados*, observou-se melhoram com própolis.[76].

Além dos testes, o que surpreende é que, com os mesmos genes, uma abelha operária vive 3 semanas e a rainha 4 anos. A única diferença entre eles é que a abelha rainha come geleia real. É isso que me convence, deve haver algo de maravilhoso na geleia real, mesmo que os cientistas não o tenham descoberto.

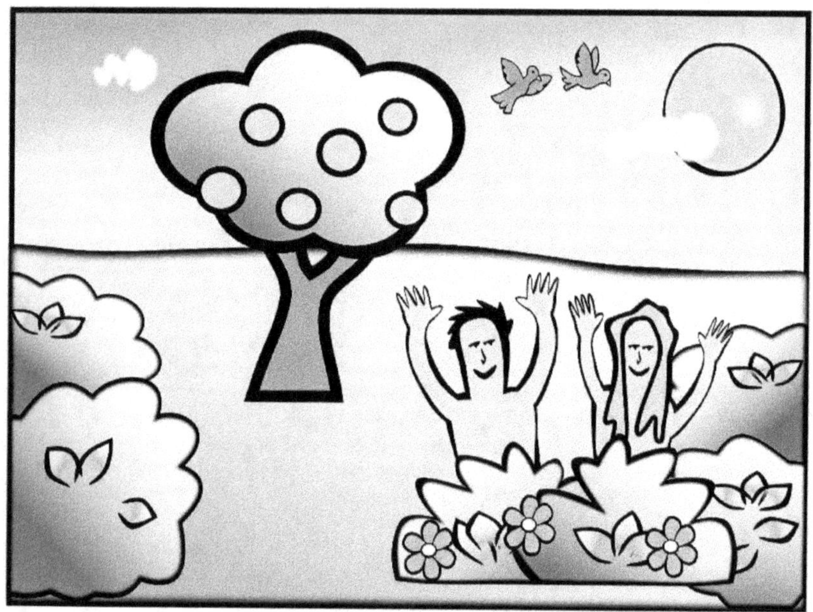

FIGURA 11: Temos de nos afastar da farmácia e aproximarmo-nos da natureza, recuperando o poder do instinto que alimenta o cérebro. Adoecemos de acordo com o nosso modo de vida e, inversamente, podemos recuperar a nossa saúde mudando o nosso estilo de vida.

Epílogo

A doença de Parkinson manifestou-se no mundo civilizado, mas não existe na natureza. Não era uma ameaça para o homem primitivo e hoje não a vemos em os animais ou em povos selvagens.

Existem genes que predispõem à doença de Parkinson, mas eles se desenvolvem em um ambiente "civilizado" que se afastou da natureza: toxinas, normas sociais, tecnologia, o mundo artificial em que nos movemos.

O homem já é um *animal cultural*.[167] O córtex cerebral controlou o cérebro reptiliano, e a cultura é um enxerto da sociedade no indivíduo. Isto tem vantagens, mas restringe as emoções, suprime os instintos que são a força vital do cérebro e nos separa da natureza da qual fazemos parte.

Nas farmácias não há tratamento contra o mal de Parkinson, apenas para aliviar os sintomas e, com o passar do tempo, os remédios vão-se acumulando. Após cada consulta os médicos aumentam o número e a dose. Em poucos anos eles causam um desconforto que James Parkinson nunca viu porque no seu tempo não havia levodopa, nem agonistas, nem outros medicamentos supostamente inovadores.

A Levodopa continua a ser a mais eficaz, aumentou a qualidade de vida e prolongou-a; em algum momento terá de ser tomada, mas é preferível começar pela natural (mucuna). Os outros fármacos podem ser necessários, mas têm complicações: *muitas vezes as doenças são agravadas pelos remédios.* Os medicamentos devem ser adiados e administrados na menor dose possível.

Existem apenas dois tratamentos para desacelerar a doença de Parkinson: o exercício e o prazer. A chave milagrosa é o exercício, a atividade física em geral e, em particular, a caminhada rápida, a natação e os esforços breves e intensos.

O prazer, ou melhor, a procura do prazer, aumenta a dopamina, e a ilusão melhora a *substantia nigra.* E o prazer inclui evitar o estresse: um chefe exigente ou um cônjuge controlador piora os sintomas e os resultados.

O tratamento ecológico da doença de Parkinson engloba tudo isso: exercício, prazer, regular o sono, cuidar da microbiota e da dieta (alimentícia e sensorial), alguns suplementos e, quando a levodopa é necessária, começar pela mucuna.

Volto a dizer: É preciso fugir da farmácia e se aproximar da natureza, temos de recuperar a força do instinto que nutre o cérebro. Adoecemos conforme vivemos e, inversamente, podemos recuperar nossa saúde mudando nosso estilo de vida. Os pacientes que conseguirem isso viverão mais e serão muito mais felizes.

Bibliografia

1.   Alcaro A, Carta S. The "instinct" of imagination. A neuro-ethological approach to the evolution of the reflective mind and its application to psychotherapy. Front Hum Neurosci 2019; 12:522.

2.   Ali AM, Kunugi H. Apitherapy for Parkinson's disease: A focus on the effects of propolis and royal jelly. Oxid Med Cell Longev 2020; 2020:1727142. doi: 10.1155/2020/1727142.

3.   Ali NJ. Role of vitamin D in preventing of COVID-19 infection, progression and severity. Infect Public Health 2020; 13:1373-1380.

4.   Amara AW, Chahine LM, Videnovic A. Treatment of sleep dysfunction in Parkinson's disease. Curr Treat Options Neurol 2017; 19:26.

5.   Artemenko AR, Levin IaI. [The phototherapy of parkinsonism patients]. Zh Nevropatol Psikhiatr Im S S Korsakova 1996; 96:63-66

6.   Ashraf W, Pfeiffer RF, Park F, Lof J, Quigley EM. Constipation in Parkinson's disease: objective assessment and response to psyllium. Movement disorders 1997; 12: 946-951.

7.   Avery A. Aromatherapy and you. Blue Heron Hill Press, Kailua, HI 1992.

8.   Avila A, Cardona X, Bello J et al. Impulse control disorders and punding in Parkinson's disease: the need for a structured interview. Neurology 2011; 26:166-172.

9.   Baba Y, Futamura A, Kinno R et al. The relationship between the distinct ratios of benserazide and carbidopa to levodopa and motor complications in Parkinson's disease: A retrospective cohort study. J Neurol Sci 2022; 437:120263. doi: 10.1016.

10.   Barichella M, Pacchetti C, Bolliri C, et al. Probiotics and prebiotic fiber for constipation associated with Parkinson disease: An RCT. Neurology. 2016; 87:1274-1280.

11.   Behl T, Arora A, Singla RK, Sehgal A et al. Understanding the role of "sunshine vitamin D" in Parkinson's disease: A review. Front Pharmacol 2022; 13: 993033.

12. Berman MG, Jonides J, Kaplan S. The cognitive benefits of interacting with nature. Psychological Science 2008; 19:1207-1212.

13. Beirne A, McCarroll K, Walsh JB et al. Vitamin D and Hospital Admission in Older Adults: A Prospective Association. Nu-trients 2021; 13:616.

14. Bernardi L, Porta C, Sleight P. Cardiovascular, cerebrovascular, and respiratory changes induced by different types of music in musicians and non-musicians: the importance of silence, Heart 2006; 92: 445-452.

15. Bonnechère B, Amin N, van Duijn C. What are the key gut micro-biota involved in neurological diseases? A systematic review. Int J Mol Sci 2022; 23:13665. doi: 10.3390/ijms23222213665.

16. Braak H, Del Tredici K, Rüb U et al. Staging of brain pathology related to sporadic Parkinson's disease. Neurobiol Aging 2003; 24:197-211.

17. Braak H, Rub U, Gai WP, Del Tredici K. Idiopathic Parkinson's disease: possible routes by which vulnerable neuronal types may be subject to neuroinvasion by an unknown pathogen. J Neural Transm (Vienna) 2003; 110:517-536.

18. Bugalho P, Ladeira F, Barbosa R, et al. Do dreams tell the future? Dream content as a predictor of cognitive deterioration in Parkinson's disease. J Sleep Res 2021; 30:e13163.

19. Bugalho P, Paiva T. Dream features in the early stages of Parkinson's disease. J Neural Transm (Vienna) 2011; 118:1613-1619.

20. Burns AC, Saxena R, Vetter C et al. Time spent in outdoor light is associated with mood, sleep, and circadian rhythm-related outcomes: A cross-sectional and longitudinal study in over 400,000 UK Biobank participants. J Affect Disord 2021; 295:347-352.

21. Calenda E, Weinstein S. Therapeutic massage. In: Weintraub MI (ed.) Alternative and complementary treatment in neurologic illness. Churchill Livingstone, New York 2001.

22. Cantor CR, Stern MB. Dopamine agonists and sleep in Parkinson's disease. Neurology 2002; 58(4 Suppl 1): S71-8.

23. Carroll LM, Morris ME, O'Connor WT, Clifford AM. Is aquatic therapy optimally prescribed for Parkinson's disease? A systematic review and meta-analysis. J Parkinsons Dis 2020; 10:59-76.

24. Cassani E, Cilia R, Laguna J et al. Mucuna pruriens for Parkinson's disease: Low-cost preparation method, laboratory measures and pharmacokinetics profile. J Neurol Sci 2016; 365:175-180.

25. Castilla del Pino C. La culpa. Alianza Editorial, Madrid 1991.

26. Caudle WM, Guillot TS, Lazo CR, Miller GW. Industrial toxicants and Parkinson's disease. Neurotoxicology 2012; 33:178-188.

27. Chahine LM, Daley J, Horn S, Duda JE, Colcher A, Hurtig H, Cantor C, Dahodwala N. Association between dopaminergic medications and nocturnal sleep in early-stage Parkinson's disease. Parkinsonism Relat Disord 2013; 19:859-863.

28. Chan ST, Tai CH, Wang LY et al. Influences of aerobic exercise on motor sequence learning and corticomotor excitability in people with Parkinson's disease. Neurorehabil Neural Repair 2023 Jan 12; 15459683221147006.

29. Charcot JM, Vulpian A. De la paralysie agitante, 1862. Spanish translation: González Maldonado R. De la paralysie agitante (bilingual edition). Amazon (Create Space), North Charleston 2013.

30. Charoenngam N, Holick MF. Immunologic effects of vitamin D on human health and disease. Nutrients 2020; 12:2097.

31. Chaudhuri KR, Pal S, Brefel-Courbon C. 'Sleep attacks' or 'unintended sleep episodes' occur with dopamine agonists: is this a class effect? Drug Saf 2002; 25:473-483.

32. Chen X, Liu F, Yan Z et al. Therapeutic effects of sensory input training on motor function rehabilitation after stroke. Medicine (Baltimore) 2018; 97: e13387.

33. Cicero (106 BC-43 BC, *Ad familiares* 9.4.

34. Cilia R, Laguna J, Pezzoli G. Daily intake of Mucuna pruriens in advanced Parkinson's disease: A 16-week, noninferiority, randomized, crossover, pilot study. Parkinsonism Relat Disord 2018; 49:60-66.

35. Cilia R, Laguna J, Cassani E et al. *Mucuna pruriens* in Parkinson disease: A double-blind, randomized, controlled, crossover study. Neurology 2017; 89:432-438.

36. Cohen PA, Ayula B, Katragunta K, Khan I. Levodopa content of Mucuna pruriens supplements in the NIH Dietary Supplement Label Database. JAMA Neurol 2022; 79:1085-1086.

37. Dallé E, Mabandla MV. Early life stress, depression and Parkinson's disease: a new approach. Mol Brain 2018; 11:18. Doi 10.1186/ s130 41- 018-0356-9

38. Darweesh SKL, Raphael KG, Brundin P et al. Parkinson Matters. J Parkinsons Dis 2018; 8:495-498.

39. Dautzenberg PLJ, Breuning L. [Rivastigmine as treatment for flashbacks and REM sleep problems in an older patient] [Article in Dutch] Tijdschr Psychiatr 2021; 63:70-73.

40. De Gennaro L, Lanteri O, Piras F et al. Dopaminergic system and dream recall: An MRI study in Parkinson's disease patients, Hum Brain Mapp 2016 Mar; 37:1136-1147.

41. Ontogenesis and organization of sleep] [Article in French]. Rev Prat 1989; 39:5-9.

42. De Miranda BR, Goldman SM, Miller GW et al. Preventing Parkinson's Disease: An Environmental Agenda. J Parkinsons Dis 2022; 12:45-68.

43. Denombré. De la maladie de Parkinson, 1890. Spanish translation: González Maldonado R, González Redondo R (eds). De la enfermedad de Parkinson. Amazon (Create Space), North Charleston, 2013.

44. de Theije CG, Wopereis H, Ramadan M et al. Altered gut microbiota and activity in a murine model of autism spectrum disorders. Brain Behav Immun 2014; 37:197-206.

45. Djamshidian A, Bernschneider-Reif S, Poewe W, Lees AJ. Banisteriopsis caapi, a forgotten potential therapy for Parkinson's disease? Mov Disord Clin Pract 2015; 3:19-26.

46. Djamshidian A, Lees AJ. Can stress trigger Parkinson's disease? J Neurol Neurosurg Psychiatry 2014; 85:878-881

47. Dodiya HB, Forsyth CB, Voigt RM, et al. Chronic stress-induced gut dysfunction exacerbates Parkinson's disease phenotype and pathology in a rotenone-induced mouse model of Parkinson's disease, Neurobiol Dis 2020; 135:104352.

48. Dohnalová L, Lundgren P, Carty JRE et al. A microbiome-dependent gut-brain pathway regulates motivation for exercise. Nature 2022 Dec 14. doi: 10.1038/s41586-022-05525-z.

49. Donoyama N, Suoh S, Ohkoshi N. Effectiveness of An-ma massage therapy in alleviating physical symptoms in out-patients with Parkinson's disease: a before-after study. Comple-ment Ther Clin Pract 2014; 20:251-261.

50. Dorling JL, Martin CK, Redman LM. Calorie restriction for enhanced longevity: The role of novel dietary strategies in the present obeso-genic environment. Ageing Res Rev 2020; 64:101038.

51. d'Orsi G, Demaio V, Specchio LM. Pathological gambling plus hy-persexuality in restless legs syndrome: a new case. Neurol Sci 2011; 32:707-709.

52. Dos Santos Delabary M, Passos Monteiro E, Gimenes Donida R et al. Can Samba and Forró brazilian rhythmic dance be more effective than walking in improving functional mobility and spatiotemporal gait parameters in patients with Parkinson's disease? BMC Neurol 2020; 20:305.

53. Dowd S, Vickers K, Krahn D. Exercise for depression: How to get patients moving. Current Psychiatry 2004; 3:10-20.

54. Edmonston D, Gruder O, Maitland CG. Whole Body Vibra-tion therapy with exercise enhances motor function and improves quality of life in Parkinson's disease. Archives of Physical Medicine and Rehabilitation 2016; 97: e74.

55. Edwards, L. Aromatherapy and essential oils. Healthy and Natural Journal 1994; Oct:134-137.

56. El Idrissi S, Fath N, Ibork H et al. Restraint stress exacerbates apoptosis in a 6-OHDA animal model of Parkinson's disease. Neurotox Res 2023 Jan 12. doi: 10.1007/s12640-022-00630-3.

57. Ellis T, Rochester L. Mobilizing Parkinson's Disease: The Future of Exercise, J Parkinsons Dis 2018; 8:S95-S100.

58. Endo T, Matsumura R, Tokuda IT et al. Bright light improves sleep in patients with Parkinson's disease: possible role of circadian restoration, Sci Rep 2020; 10:7982. doi: 10.1038/s41598-020-64645-6.

59. Evans AH, Katzenschlager R, Paviour D et al. Punding in Parkinson's disease: its relation to the dopamine dysregulation syndrome. Mov Disord 2004; 19:397-405.

60. Fang X, Han D, Cheng Q, et al. Association of levels of physical activity with risk of Parkinson disease: a systematic review and meta-analysis. *JAMA Netw Open.* 2018; 1: e182421.

61. Fantini ML, Corona A, Clerici S, Ferini-Strambi L. Aggressive dream content without daytime aggressiveness in REM sleep behavior disorder. Neurology 2005; 65:1010-1015.

62. Feng H, Li C, Liu J, Wang L et al. Virtual reality rehabilitation versus conventional physical therapy for improving balance and gait in Parkinson's disease patients: A randomized controlled trial. Med Sci Monit 2019; 25:4186-4192.

63. Fernandez-Martinez MN, Hernandez-Echevarria L, Sierra-Vega M et al. A randomised clinical trial to evaluate the effects of Plantago ovata husk in Parkinson patients: changes in levodopa pharmacokinetics and biochemical parameters. BMC Complement Altern Med 2014; 14:296.

64. Ferry P, Johnson M, Wallis P. Use of complementary therapies and non-prescribed medication in patients with Parkinson's disease. Postgrad Med J 2002; 78:612-614.

65. Fifel K, Videnovic A. Chronotherapies for Parkinson's disease. Prog Neurobiol 2019; 174:16-27.

66. Fifel K, Videnovic A. Light therapy in Parkinson's disease: towards mechanism-based protocols. Trends Neurosci 2018; 41:252-254.

67. Fray Luis de León. Ode I, Life withdrawn (1583).

68. Frazer M, Arcona S, Le L, Sasane R. Dopamine agonist monotherapy utilization in patients with Parkinson's disease. Clin Park Relat Disord 2022 Dec 17; 8:100173.

69. Freud S. El malestar en la cultura (1929). Alianza Editorial, Madrid 2010.

70. Fu SC, Shih LC, Wu PH, et al. Exploring the causal effect of constipation on Parkinson's disease through mediation analysis of Microbial Data. Front Cell Infect Microbiol 2022; 2:871710.

71. Gagliano-Jucá T, Li Z, Pencina KM et al. The stair climb power test as an efficacy outcome in randomized trials of function promoting therapies in older men. J Gerontol A Biol Sci Med Sci 2020; 75:1167-1175.

72. Gibberd FB, Simmonds, JP. Neurological disease in ex-far-east prisoners of war. Lancet 1980; 2:135-137.

73. Goetz CG, Fan W, Leurgans S. Antipsychotic medication treatment for mild hallucinations in Parkinson's disease: Positive impact on long-term worsening. Mov Disord 2008; 23:1541-1545.

74. Goldman SM. Environmental toxins and Parkinson's disease. Annu Rev Pharmacol Toxicol 2014; 54:141-164.

75. Gómez-Pinilla F. Brainfoods: The effect of nutrients on brain function. Nature Reviews Neuroscience 2008; 9:568-578.

76. Gonçalves VC, Pinheiro DJLL, de la Rosa T et al. Propolis as a potential disease-modifying strategy in Parkinson's disease: cardioprotective and neuroprotective effects in the 6-OHDA rat model. Nutrients 2020; 12:1551. doi: 10.3390/nu12061551.

77. Góngora L. Ándeme yo caliente (1581).

78. González-Arancibia C, Urrutia-Piñones J, Illanes-González J et al. Do your gut microbes affect your brain dopamine? Psychopharmacology (Berl) 2019; 236:1611-1622.

79. González Maldonado R. Conjecturas de un neurólogo que escucho a mil parkinsonianos. Create Space (Amazon), North Charleston 2014.

80. González Maldonado R. The strange case of Dr. Parkinson (a new vision of an old disease). Grupo Editorial Universitario, Granada 1997. Reissue in Create Space (Amazon), North Charleston 2013.

81. González Maldonado R. Mucuna contra Parkinson. Create Space (Amazon), North Charleston 2014.

82. González Maldonado R. Mucuna versus Parkinson's disease. Create Space (Amazon), North Charleston 2014.

83. González Maldonado R. Parkinson y estrés. Create Space (Amazon), North Charleston 2013.

84. González Maldonado R. Natural remedies for Parkinson's disease. Create Space (Amazon), North Charleston 2017.

85. González Maldonado R. Prólogo. En: Díaz Márquez C (ed). Challenging Parkinson's disease. Grupo Editorial Universitario, Granada 1998.

86. González Maldonado R. Tratramientos heterodoxos en la enfermedad de Parkinson. Create Space (Amazon), North Charleston 2013.

87. González-Maldonado R, González-Redondo R, Di Caudo C. Benefit of the combination of mucuna, green tea and levodopa/benseracide in Parkinson's disease. Rev Neurol 2016; 62:525-526.

88. González-Maldonado R, González-Redondo R, Di Caudo C. The clinical effects of mucuna and green tea in combination with levodopa-benserazide in advanced Parkinson's disease: Experience from a case report. International Parkinson and Movement Disorders Society, Berlin June 2016. Mov Disord 2016; 31 Suppl 2, pp. S639.

89. Gracián B: Oráculo manual y arte de prudencia, 1647. Blanco E (ed). Cátedra, Madrid 2021. English translation: Robbins J (ed). The pocket Oracle and art of prudence. Penguin Classics, England 2011.

90. Grant WB, Lahore H, McDonnell et al. Evidence that vitamin D supplementation could reduce risk of influenza and COVID-19 infections and deaths. Nutrients 2020; 12:988.

91. Griesbauer EM, Manley E, Wiener JM, Spiers HJ. London taxi drivers: A review of neurocognitive studies and an exploration of how they build their cognitive map of London. Hippocampus 2022; 32:3-20.

92. Guénolé F, Marcaggi G, Baleyte JM, Garma L. Le rêve au cours du vieillissement normal et pathologique. Psychol NeuroPsychiatr Vieil 2010; 8: 87-96.

93. Guevara A. Court contempt and village praise (1613).

94. Gulas E, Wysiadecki G, Strzelecki D et al. Can microbiology affect psychiatry? A link between gut microbiota and psychiatric disorders. Psychiatr Pol 2018; 52::1023-1039.

95. Guo G, Xu S, Cao LD, Wu QY. The effect of levodopa benserazide hydrochloride on homocysteinemia levels in patients with Parkinson's disease and treatment of hyperhomocysteinemia. Eur Rev Med Pharmacol Sci 2016; 20:2409-2412.

96. Guzman JC, Otalora CA, Caro P et al. Decrease of dyskinesias in a model of Paarkinson's disease in Wistar rats, mediated by the phytopharmaceutical *Mucuna pruriens*. Neurology Perspectives 2021; 1:56-65. https://doi.org/10.1016/j.neurop.2021.03.011

97. Hamer M, Chida Y. Physical activity and risk of neurodegenerative disease: A systematic review of prospective evidence. Psychological Medicine 2009; 39:3-11.

98. Hammond DC, Kabbani S. Neurohypnosis. In: Weintraub MI (ed) Alternative and complementary treatment in neurologic illness. Churchill Livingstone, New York 2001.

99. Harro CC, Shoemaker MJ, Coatney CM et al. Effects of Nordic walking exercise on gait, motor/non-motor symptoms, and serum brain-derived neurotrophic factor in individuals with Parkinson's disease. Front Rehabil Sci 2022; 3:1010097.

100. Hauser RA, LeWitt PA, Comella CL. On demand therapy for Parkinson's disease patients: Opportunities and choices. Postgrad Med 2021; 133:721-727.

101. Hawkes CH, Del Tredici K, Braak H. Parkinson's disease: a dual-hit hypothesis. Neuropathol Appl Neurobiol 2007; 33:599-614.

102. Hawkes CH, Del Tredici K, Braak H. Parkinson's disease: the dual hit theory revisited. Ann N Y Acad Sci 2009; 170:615-622.

103. Helgerud J, Thomsen SN, Hoff J. Maximal strength training in patients with Parkinson's disease: impact onefferent neural drive, force-generating capacity, and functional performance. J Appl Physiol 2020; 129:683-690.

104. Hesiod. Theogony (c. 730-700 bC).

105. Hill-Burns EM, Debelius JW, Morton JT et al. Parkinson's disease and Parkinson's disease medications have distinct signatures of the gut microbiome. Mov Disord 2017; 32:739-749

106. Hironishi M, Miwa H, Kondo T. [Benefit of L-DOPA-without-DCI (decarboxylase inhibitor) therapy on wearing-off phenomenon in advanced stages of Parkinson's disease patients]. No To Shinkei 2002; 54:127-132.

107. Horace. Odes II, 5.

108. Hu J, Jia J, Zhang Y et al. Effects of vitamin D3 supplementation on cognition and blood lipids: A 12-month randomised, double-blind, placebo-controlled trial. J Neurol Neurosurg Psychiatry 2018; 89: 1341-1347.

109. Hurni M. Parkinson: Die verlorene Wut: Beobachtungen und Überlegungen zu einem außergewöhnlichen Krankheits-Fall. GRIM Verlag 2013.

110. Ibrahimagic OC, Smajlovic D, Dostovic Z et al. Hyperhomocysteinemia and its treatment in patients with Parkinson's disease. Mater Sociomed 2016; 28:303-306.

111. Imbesi S, Corzani M. Multisensory cues for gait rehabilitation with smart glasses: methodology, design, and results of a preliminary pilot. Sensors (Basel) 2023; 23:874. doi: 10.3390/s23020874.

112. Iucksch DD, Siega J, Leveck GC et al. Improvement of balance, motor aspects, and activities of daily living in Parkinson's disease after a sequential multimodal aquatic- and land-based Intervention program. Rehabil Res Pract 2023 Jan 9; 2023:2762863. doi: 10.1155/2023/2762863.

113. Jin X, Wang L, Liu S et al. The Impact of mind-body exercises on motor function, depressive symptoms, and quality of life in Parkinson's disease: a systematic review and meta-analysis. Int J Environ Res Public Health 2019; 17:31.

114. Johansson ME, Cameron IGM, Van der Kolk NM et al. Aerobic exercise alters brain function and structure in Parkinson's Disease: a randomized controlled trial. Ann Neurol 2022; 91:203-216.

115. Jokanović M, Oleksak P, Kuca K. Multiple neurological effects associated with exposure to organophosphorus pesticides in man. Toxicology 2023; 484:153407.

116. Kang JH, Ascherio A, Groodstein F. Fruit and vegetable consumption and cognitive decline in aging women. Annals of Neurology 2005; 57:713-720.

117. Karbowniczek A, Niewiadomski W, Niewiadomska G. Impact of the whole body vibration training on the motor symptoms in Parkinson disease patients. Parkinsonism & Related Disorders 2016; 22, Supplement 2:e66-e67.

118. Karpodini CC, Dinas PC, Angelopoulou E et al. Rhythmic cueing, dance, resistance training, and Parkinson's disease: A systematic review and meta-analysis. Front Neurol 2022; 13:875178.

119. Katzenschlager R, Evans A, Manson A et al. *Mucuna pruriens* in Parkinson's disease: a double blind clinical and pharmacological study. J Neurol Neurosurg Psychiatry 2004; 75:1672-1677.

120. Katzenschlager R, Lees AJ. Treatment of Parkinson's disease: levodopa as the first choice. J Neurol 2002; 249 Suppl 2:II19-24.

121. Kitabayashi Y, Ueda H, Tsuchida H et al. Donepezil-induced nightmares in mild cognitive impairment. Psychiatry Clin Neurosci 2006; 60:123-124.

122. Koepp MJ, Gunn RN, Lawrence AD et al. Evidence for striatal dopamine release during a video game. Nature 1998; 393:266-268.

123. Kulisevsky J, Roldan E. Hallucinations and sleep disturbances in Parkinson's disease. Neurology 2004; 63(8 Suppl 3): S28-30.

124. Kumar S, Bhatia M, Behari M. Sleep disorders in Parkinson's disease. Mov Disord 2002; 17:775-781.

125. Kwok JJY, Choi KC, Chan HYL. Effects of mind-body exercises on the physiological and psychosocial well-being of individuals with Parkinson's disease: A systematic review and meta-analysis. Complement Ther Med 2016; 29:121-131.

126. Keun JTB, Arnoldussen IA, Vriend C, van de Rest O. Dietary approaches to improve efficacy and control side effects of levodopa therapy in Parkinson's disease: a systematic review. Adv Nutr 2021; 12:2265-2287.

127. LeBourgeois MK, Dean DC, Deoni SCL et al. A simple sleep EEG marker in childhood predicts brain myelin 3.5 years later. Neuroimage 2019; 199:342-350.

128. Lees AJ. Drugs for Parkinson's disease. J Neurol Neurosurg Psychiatry 2002; 73:607-610.

129. Lewis JE, Poles J, Shaw DP et al. The effects of twenty-one nutrients and phytonutrients on cognitive function: A narrative review. J Clin Transl Res 2021; 7:575-620.

130. Li BD, Bi ZY, Liu JF et al. Adverse effects produced by different drugs used in the treatment of Parkinson's disease: A mixed treatment comparison. CNS Neurosci Ther 2017; 23: 827-842.

131. Li BD, Cu JJ, Song J et al. Comparison of the efficacy of different drugs on non-motor symptoms of Parkinson's disease: a network meta-analysis. Cell Physiol Biochem 2018; 45:119-130.

132. Liguori C, Fernandes M, Cerroni R et al. Effects of melatonin prolon-gedrelease -on both sleep and motor symptoms in Parkinson's disease: a preliminary evidence. Neurol Sci 2022; 43:5355-5362.

133. Lima LO, Scianni A, Rodrigues-de-Paula F. Progressive resistance exercise improves strength and physical performance in people with mild to moderate Parkinson's disease: a systematic review. J Physiother 2013; 59:7-13.

134. Lin SJ, Tai L, Huang YJ et al. Effect of catechin and commercial preparation of green tea essence on the pharmacokinetics of l-dopa in rabbits. Biomed Chromatogr 2021; 35: e5227.

135. Lord S, Godfrey A, Galna B et al. Ambulatory activity in incident Parkinson's: more than meets the eye? J Neurol 2013; 260:2964-2972.

136. Lucan. Pharsalia, VIII, 487.

137. Maguire EA, Woollett K, Spiers HJ. London taxi drivers and bus drivers: a structural MRI and neuropsychological analysis. Hippocampus 2006; 16:1091-1101.

138. Mak MKY, Wong-Yu ISK. Six-month community-based community-based brisk wal-king and balance exercise alleviates motor symptoms and promotes functions in people with Parkinson's disease: A Randomized controlled trial. J Parkinsons Dis 2021; 11:1431-1441.

139. Mancia M. The dream as religion of the mind. Int J Psychoanal 1988; 69:419-426.

140. Manyam BV, Sanchez-Ramos JR. Traditional and complementary therapies in Parkinson's disease. Adv Neurol 1999; 80:565-574.

141. Márquez Rivera J. A different way of looking at Parkinson's disease. Create Space (Amazon) 2015.

142. Márquez Rivera J. The cure for Parkinson's disease. Create Space (Amazon) 2021.

143. Martínez-Chacón G, Paredes-Barquero M, YakhineYakhine-Diop SMS et al. Neuroprotective properties of queen bee acid by autophagy induction. Cell Biol Toxicol 2021 Aug 27. doi: 10.1007/s10565-021-09625-w. Online ahead of print.

144. McCarter SJ, St Louis EK, Boeve BF. REM sleep behavior disorder and REM sleep without atonia as an early manifestation of degenerative neurological disease. Curr Neurol Neurosci Rep 2012; 12:182-192.

145. Mercola J, Grant WB, Wagner CL. Evidence regarding vitamin D and risk of COVID-19 and its severity. Nutrients 2020; 12:3361.

146. Mischley LK. Natural therapies for Parkinson's disease. Coffeetown press, Seattle 2010.

147. Mitchell D. Promoting enjoyment and self-belief through work rehabilitation. Arch Psychiatr Nurs 1998; 12:344-50.

148. Morris MC, Evans DA, Tangney CC et al. Associations of vegetable and fruit consumption with age-related cognitive change. Neurology 2006; 67:1370-1376.

149. Müller-RebsteiMüller-Rebstein S, Trenkwalder C, Ebentheuer J et al. Drug safety analysis in a real-life cohort of Parkinson's disease patients with polypharmacy. CNS Drugs 2017; 31:1093-1102.

150. Murata M. Levodopa in the early treatment of Parkinson's disease. Parkinsonism Relat Disord 2009; 15 Suppl 1: S17-20.

151. Nagashima Y, Kondo T, Sakata M et al. Effects of soybean ingestion on pharmacokinetics of levodopa and motor symptoms of Parkinson's disease-in relation to the effects of *Mucuna pruriens*. J Neurol Sci 2016; 361:229-234.

152. Nandipati S, Litvan I et al. Environmental Exposures and Parkinson's Disease. Int J Environ Res Public Health 2016; 13:881.

153. Nascimento CMC, Ayan C, Cancela JM et a. Effect of a multimodal exercise program on sleep disturbances and instrumental activities of daily living performance on Parkinson's and Alzheimer's disease patients. Geriatr Gerontol Int 2014; 14:259-266.

154. Neagoe AD. Delirium with manic and psychotic features associated with amantadine. Gen Hosp Psychiatry 2013; 35:680.e7-8. doi: 10.1016.

155. Neth BJ, Bauer BA, Benarroch EE, Savica R. The role of intermittent fasting in Parkinson's disease. Front Neurol 2021; 12:682184.

156. Ohayon MC, Carskadon MA, Guilleminault C, Vitiello MV. Meta-analysis of quantitative sleep parameters from childhood to old age in healthy individuals: developing normative sleep values across the human lifespan. Sleep 2004; 27:1255-1273.

157. Olanow CW, Torti M, Kieburtz K et al. Continuous versus intermittent oral administration of levodopa in Parkinson's disease patients with motor fluctuations: A pharmacokinetics, safety, and efficacy study. Mov Disord 2019; 34:425-429.

158. Otaiku AI. Distressing dreams and risk of Parkinson's disease: A population-based cohort study. EClinicalMedicine 2022; 48:101474.

159. Otaiku AI. Dream content predicts motor and cognitive decline in Parkinson's disease. Mov Disord Clin Pract. 2021; 8:1041-1051.

160. Ottosson J, Lavesson L, Pinzke S, Grahn P. The significance of experiences of nature for people with Parkinson's disease, with special focus on freezing of gait-the necessity for a biophilic environment. A multi-method single subject study. Int J Environ Res Public Health 2015; 12: 7274-7299

161. Ouchi Y, Kanno T, Okada H et al. Changes in dopamine availability in the nigrostriatal and mesocortical dopaminergic systems by gait in Parkinson's disease. Brain 2001; 124:784-792.

162. Ozer F, Meral H, Hanoglu L et al. Plasma homocysteine levels in patients treated with levodopa: motor and cognitive associations. Neurol Res 2006; 28:853-858.

163. Pacchetti C, Aglieri R, Mancini F, Martignoni E, Nappi G. Active music therapy and Parkinson's disease: methods. Funct Neurol 1998; 13:57-67.

164. Pacchetti C, Mancini F, Aglieri R, Fundaro C, Martignoni E, Nappi G. Active music therapy in Parkinson's disease: an integrative method for motor and emotional rehabilitation. Psychosom Med 2000; 62: 386-393.

165. Pagano G, Tan EE, Haider JM, Bautista A, Tagliati M. Constipation is reduced by beta-blockers and increased by dopaminergic medications in Parkinson's disease. Parkinsonism Relat Disord 2015; 21:120-125.

166. Paiva T, Bugalho P, Bentes C. Dreaming and cognition in patients with frontotemporal dysfunction. Conscious Cogn 2011; 20:1027-1035.

167. Paris, C. The cultural animal. Barcelona : Crítica, 1994.

168. Parkinson J. An assay on the shaking palsy. Sherwood, Neely & Jones, London 1817. Spanish translation (bilingual edition): González Maldonado R, Morata Pérez J (eds). An essay on shaking palsy. Amazon (Create Space), North Charleston 2013.

169. Parrales-Macias V, Harfouche A, Ferrié L et al. Effects of a new natural catechol-O-methyl transferase inhibitor on two in vivo models of Parkinson's disease. ACS Chem Neurosci 2022; 13:3303-3313.

170. Paus S, et al. Bright light therapy in PD: a pilot study. Mov Di-sord 2007; 22:1495-1498.

171. Paus S, Brecht HM, Köster J et al. Sleep attacks, daytime sleepiness, and dopamine agonists in Parkinson's disease. Mov Disord 2003; 18:659-667.

172. Pfeifer E, Wittmann M. Waiting, thinking, and feeling: variations in the perception of time during silence. Front Psychol 2020; 11: 02. doi: 10.3389/fpsyg.2020.00602

173. Pereira M, Dantas A, Galvão LM et al. Vitamin D deficiency aggravates COVID-19: systematic review and meta-analysis, Nutr 2022; 62:1308-1316.

174. Pereira TMC, Côco LZ, Ton AMM et al. The emerging scenario of the gut-brain axis: the therapeutic actions of the new actor kefir against neurodegenerative diseases. Antioxidants (Basel) 2021; 10:1845.

175. Periñán MT, Macías-García D, Jesús S et al. Homocysteine levels, genetic background, and cognitive impairment in Parkinson's disease. J Neurol 2023; 270:477-485.

176. Perogamvros L, Schwartz S. The roles of the reward system in sleep and dreaming. Neurosci Biobehav Rev 2012; 36:1934-1951.

177. Phuenpathom W, Panyakaew P, Vateekul P et al. Vibratory and plantar pressure stimulation: Steps to improve freezing of gait in Parkinson's disease. Parkinsonism & Related Disorders. Available online 28 October 2022.

178. Picca A, Pesce V, Lezza AMS. Does eating less make you live longer and better? An update on calorie restriction. Clin Interv Aging 2017; 12:1887-1902.

179. Pluck GC, Brown RG. Apathy in Parkinson's disea-se. J Neurol Neurosurg Psychiatry 2002; 73:636-642.

180. Poewe W. When a Parkinson's disease patient starts to hallucinate. Pract Neurol 2008; 8:238-241.

181. Pont-Sunyer C, Hotter A, Gaig C, et al. The onset of nonmotor symptoms in Parkinson's disease (the ONSET PD study). Mov Disord 2015; 30:229-237.

182. Poortvliet PC, Gluch A, Silburn PA, Mellick GD. The Queensland Parkinson's Project: An overview of 20 years of mortality from Parkinson's disease. J Mov Disord 2021; 14:34-41.

183. Proust M. Du côté de chez Swann (À la recherche du temps perdu). Salinas P (Trad). Por el camino de Swann (In Search of Lost Time). Unidad Editorial, Madrid 1999.

184. Quevedo y Villegas F. Grandes anales de quince días, historias de muchos siglos que pasaron en un mes. Imprenta de Sancha, posthumous edition 1794.

185. Rabey JM, Vered Y, Shabtai H et al. Broad bean (*Vicia faba*) consumption and Parkinson's disease. Adv Neurol 1993; 60:681-684.

186. Rabey JM, Vered Y, Shabtai H et al. Improvement of parkinsonian features correlate with high plasma levodopa values after broad bean (*Vicia faba*) consumption. J Neurol Neurosurg Psychiatry 1992; 55:725-727.

187. Radder DLM, Groenestege ATT, Boers I et al. *Mucuna Pruriens* combined with carbidopa in Parkinson's disease: A case report. J Parkinsons Dis 2019; 9:437-439.

188. Radulovic J, Ivkovic S, Adzic M. From chronic stress and anxiety to neurodegeneration: focus on neuromodulation of the axon initial segment. Handbook of Clinical Neurology 2022; 184: 481-495.

189. Rai SN, Mishra D, Singh P et al. Therapeutic applications of mushrooms and their biomolecules along with a glimpse of *in silico* approach in neurodegenerative diseases. Biomedicine & Pharmacotherapy 2021; 137:111377

190. Raina AP, Khatri R. Quantitative determination of L-DOPA in seeds of *mucuna pruriens* germplasm by high performance thin layer chromatography. Indian J Pharm Scienc 2011; 73:459-462.

191. Raphael A. "Ahh! Aromatherapy." Delicious 1994; 12:47-48.

192. Rascol O, Brooks DJ, Korczyn AD, De Deyn PP, Clarke CE, Lang AE. A five-year study of the incidence of dyskinesia in patients with early Parkinson's disease who were treated with ropinirole or levodopa. N Engl J Med 2000; 342:1484-1491.

193. Rascol O, Brooks DJ, Korczyn AD et al. Development of dyskinesias in a 5-year trial of ropinirole and L-dopa. Mov Disord 2006; 21:1844-1850.

194. Reich W. The function of the orgasm. Orgone Institute Press, New York 1927. Translation: The function of the orgasm. Paidós, Buenos Aires 1974.

195. Reuter I, Engelhardt M, Stecker K, Baas H. Therapeutic value of exercise training in Parkinson's disease, Med Sci Sports Exerc 1999; 31:1544-1549.

196. Rijntjes M. Knowing your beans in Parkinson's disease: a critical assessment of current knowledge about different beans and their compounds in the treatment of Parkinson's disease and in animal models. Parkinsons Dis 2019; 2019:1349509.

197. Rochester L, Baker K, Hetherington V et al. Evidence for motor learning in Parkinson's disease: acquisition, automaticity and retention of cued gait performance after training with external rhythmical cues. Brain Res 2010; 1319:103-111.

198. Rong S, Xu G, Liu B et al. Trends in mortality from Parkinson disease in the United States, 1999-2019. Neurology 2021; 97: e1986-e1993.

199. Rosenfeldt AB, Koop MM, Penko AL, Alberts JL. Individuals with Parkinson disease are adherent to a high-intensity community-based cycling exercise program. J Neurol Phys Ther 2022; 46:73-80.

200. Rowe PL, Taflan S, Hahne AJ. Does the addition of whole-body vibration training improve postural stability and lower limb strength during rehabilitation following anterior cruciate ligament reconstruction: a systematic review with meta-analysis. Clin J Sport Med 2022; 32:627-634.

201. Samadi P, Grégoire L, Rouillard C et al. Docosahexaenoic acid reduces levodopa-induced dyskinesias in MPTP monkeys. Ann Neurol 2006; 59:282-288.

202. Santos-García D, Fonticoba TD, Cores Bartolomé C et al. Risk of cognitive impairment in patients with Parkinson's disease with visual hallucinations and subjective cognitive complaints. J Clin Neurol 2023 Jan 2. Online ahead of print.

203. Scalzo P, Kümmer A, Bretas TL et al. Serum levels of brain-derived neurotrophic factor correlate with motor impairment in Parkinson's disease. J Neurol 2010; 257:540-545.

204. Scammell TE, Arrigoni E, Lipton JO. Neural circuitry of wakefulness and sleep. Neuron 2017; 93:747-765.

205. Scandalis TA, Bosak A, Berliner JC et al. Resistance training and gait function in patients with Parkinson's disease. Am J Phys Med Rehabil 2001; 80:38-43.

206. Schneider RB, Lu X, Biglan K et al. Earlier dopaminergic treatment in Parkinson's disease is not associated with improved outcomes. Mov Disord Clin Pract 2019; 6:222-226.

207. Schenkman M, Moore CG, Kohrt WM et al. Effect of high-intensity treadmill exercise on motor symptoms in patients with *de novo* Parkinson's disease: a phase 2 randomized clinical trial. JAMA Neurol 2018; 75:219-226.

208. Schütz L, Sixel-Döring F, Hermann W. Management of sleep disturbances in Parkinson's disease. J Parkinsons Dis 2022; 12: 2029-2058.

209. Shen Y, Huang JY, Li J, Liu CF. Excessive daytime sleepiness in Parkinson's disease: Clinical implications and management. Chin Med J (Engl) 2018; 131:974-981.

210. Shih IF, Liew Z, Krause N, Ritz B. Lifetime occupational and leisure time physical activity and risk of Parkinson's disease. Parkinsonism Relat Disord. 2016; 28:112-117.

211. Siclari F, Valli K, Arnulf I. Dreams and nightmares in healthy adults and in patients with sleep and neurological disorders. Lancet Neurol 2020; 19:849-859.

212. Sleeman I, Aspray T, Lawson R et al. The role of vitamin D in disease progression in early Parkinson's disease. J Parkinsons Dis 2017; 7:669-675.

213. Small G, Vorgan G. Meet your ibrain. Scientific American Mind 2008; 19:42-49.

214. Smith AD, Castro SL, Zigmond MJ. Stress-induced Parkinson's disease: a working hypothesis. Physiol Behav 2002; 77:527-531.

215. Smith LK, Jadavji NM, Colwell KL et al. Stress accelerates neural degeneration and exaggerates motor symptoms in a rat model of Parkinson's disease.

216. Solms, M., and Panksepp J. The "id" knows more than the "ego" admits: neuropsychoanalytic and primal consciousness perspectives on the interface between affective and cognitive neuroscience. Brain Sci 2012; 2:147-175.

217. Soumyanath A, Denne T, Hiller A et al. Analysis of levodopa content in commercial *Mucuna pruriens* products using high-performance liquid chromatography with fluorescence detection. J Alt Complement Medicine 2018; 24:182-186.

218. Stevenson RL. *Virginibus puerisque* and other papers (1881). Translation: *Virginibus puerisque* y otros ensayos. Alianza, Madrid 1994.

219. Strandwitz P. Neurotransmitter modulation by the gut microbiota. Brain Res 2018; 1693(Pt B):128-133.

220. Suárez-García I, Gómez Cerezo JF, Ríos-Blanco JJ et al. Homocysteine: the cardiovascular risk factor of the next millennium? [Homocysteine. The cardiovascular risk factor of the next millennium?] An Med Interna (Madrid) 2001; 18:211-217.

221. Sun MF, Shen YQ. Dysbiosis of gut microbiota and microbial metabolites in Parkinson's disease. Ageing Res Rev 2018; 45:53-61.

222. Sun MF, Zhu YL, Zhou ZL et al. Neuroprotective effects of fecal microbiota transplantation on MPTP-induced Parkinson's disease mice: Gut microbiota, glial reaction and TLR4/TNF-α signaling pathway. Brain Behav Immun 2018; 70:48-60.

223. Suoh S, Donoyama N, Ohkoshi N. Anma massage (Japanese massage) therapy for patients with Parkinson's disease in geriatric health services facilities: Effectiveness on limited range of motion of the shoulder joint. J Bodyw Mov Ther 2016; 20:364-372.

224. Taghizadeh G, Azad A, Kashefi S, et al. The effect of sensory-motor training on hand and upper extremity sensory and motor function in patients with idiopathic Parkinson disease. J Hand Ther 2017; pii: S0894-1130(17)30004-2.

225. Tanaka K, Quadros AC Jr, Santos RF et al. Benefits of physical exercise on executive functions in older people with Parkinson's disease. Brain Cogn 2009; 69:435-441.

226. Thacker EL, Chen H, Patel AV et al. Recreational physical activity and risk of Parkinson's disease. Mov Disord 2008; 23:69-74.

227. Tillerson JL, Caudle WM, Reverón ME, Miller GW. Exercise induces behavioral recovery and attenuates neurochemical deficits in rodent models of Parkinson's disease. Neuroscience 2003; 119:899-911.

228. Tillerson JL, Cohen AD, Caudle WM et al. Forced nonuse in unilateral parkinsonian rats exacerbates injury. J Neurosci 2002; 22:6790-6799.

229. Tillmann AC, Andrade A, Swarowsky A, De Azevedo Guimarães AC et al. Brazilian Samba protocol for individuals with Parkinson's disease: A clinical non-randomized study. JMIR Res Protoc 2017; 6(7):e129. doi: 10.2196/resprot.6489.

230. Trappe HJ, Voit G. The cardiovascular effect of musical genres. A randomized controlled study on the effect of compositions by WA Mozart, J Strauss, and ABBA. Dtsch Arztebl Int 2016; 113:347-352.

231. Tvete IF, Klemp M. Parkinson's disease, treatment choice and survival over time. Clin Park Relat Disord 2022; 6:100136.

232. Valli K, Frauscher B, Peltomaa T et al. Dreaming furiously? A sleep laboratory study on the dream content of people with Parkinson's disease and with or without rapid eye movement sleep behavior disorder. Sleep Med 2015; 16:419-427.

233. Van der Giessen R, Olanow W, Lees A, Wagner H. Pharmaceutical compositions and uses comprising *Mucuna Pruriens* seed powder and extracts thereof in the treatment of neurological diseases. International Application published under the Patent Cooperation Treaty, 2004 13May. WO 2004/039385 A2, PCT/EP2003/010975. https: //register.epo.org/ ipfwretrieve?apn= JP. 2004547503. A&lng =en

234. Verschuur CVM, Suwijn SR, Boel JA et al, LEAP Study Group. Randomized Delayed-Start Trial of Levodopa in Parkinson's Disease. N Engl J Med 2019; 380:315-324.

235. Videnovic A, Klerman EB, Wang W et al. Timed light therapy for sleep and daytime sleepiness associated with Parkinson sisease: a randomized clinical trial. JAMA Neurol 2017; 74:411-418.

236. Walsh R. Lifestyle and mental health. Am Psychol 2011; 66:579-592.

237. Wang K, Li K, Zhang P et al. Mind-body exercises for non-motor symptoms of patients with Parkinson's disease: a systematic review and meta-analysis. Front Aging Neurosci 2021; 13:770920.

238. Wang W, Cui Y, Wen L et al. Dietary restriction against Parkinson's disease: what we know so far. Nutrients 2022; 14:4108.

239. Waterman D. Aging and memory for dreams. Perceptual and Motor Skills 1999; 73:355-365.

240. Wei W, Wang S, Xu C, et al. Gut microbiota, pathogenic proteins and neurodegenerative diseases. Front Microbiol 2022; 13:959856.

241. Willis GL, Turner EJ. Primary and secondary features of Parkinson's disease improve with strategic exposure to bright light: a case series study. Chronobiol Int 2007; 24:521-537.

242. Willis GL, Moore C, Armstrong SM. A historical justification for and retrospective analysis of the systematic application of light therapy in Parkinson's disease. Rev Neurosci 2012; 23:199-226.

243. Wirz-Justice A, Benedetti F, Terman M. Chronotherapeutics for affective disorders: A clinician's manual for light and wake therapy. S Karger AG, Basel 2013.

244. Wordsworth W, The world is too much with us. Poems, in two volumes (1807).

245. Wu PL, Lee M, Huang TT. Effectiveness of physical activity on patients with depression and Parkinson's disease: A systematic review. PLoS One 2017; 12: e0181515

246. Xie Y, Feng H, Peng S et al. Association of plasma homocysteine, vitamin B12 and folate levels with cognitive function in Parkinson's disease: A meta-analysis. Neurosci Lett 2017; 636:190-195.

247. Xu W, OuYang S, Chi Z et al. Effectiveness and safety of electroacupuncture in treating Parkinson disease. A protocol for systematic review and meta-analyses. Medicine (Baltimore). 2021 Mar 12; 100(10)

248. Yang CY, Kuo SH. Swimming with cerebellar ataxia. PM R. 2021; 13:425-426.

249. Yemula N, Dietrich C, Dostal V, Hornberger M. Parkinson's disease and the gut: symptoms, nutrition, and microbiota. J Parkinsons Dis 2021; 11:1491-1505.

250. Yogev-Seligmann G, Josman N, Bitterman N et al. The development of a home-based technology to improve gait in people with Parkinson's disease: a feasibility study. Biomed Eng Online 2023; 22:2.

251. Yoon SY, Suh JH, Yang SN et al. Association of physical activity, including amount and maintenance, with all-cause mortality in Parkinson disease. JAMA Neurol 2021; 78: 1446-1453.

252. Yuan S, Mason AM, Carter P et al. Homocysteine, B vitamins, and cardiovascular disease: a Mendelian randomization study. BMC Med 2021; 19:97.

253. Zanasi M, De Persis S, Caporali M, Siracusano A. Dreams and age. Perceptual and Motor Skills 2005; 100:925-938.

254. Zárate P, Díaz V. Music therapy applications in medicine. Rev Méd Chile 2001; 129:219-233.

255. Zesiewicz TA, Hauser RA. Sleep attacks and dopamine agonists for Parkinson's disease: what is currently known? CNS Drugs 2003; 17:593-600.

256. Zhang Y, Ren R, Sanford LD et al. Sleep in Parkinson's disease: A systematic review and meta-analysis of polysomnographic findings. Sleep Med Rev 2020; 51:101281.

257. Zhao Z, Ning J, Bao XQ, et al. Fecal microbiota transplantation protects rotenone-induced Parkinson's disease mice via suppressing inflammation mediated by the lipopolysaccharide-TLR4 signaling pathway through the microbiota-gut-brain axis. Microbiome 2021; 9:226.

258. Zheng L, Huiping QLe W et al. Vitamin D status and Parkinson's disease: a systematic review and meta-analysis. Neurol Sci 2014; 35:1723-1730.

259. Zhong Z, Chen W, Gao H, et al. Fecal Microbiota Transplantation Exerts a Protective Role in MPTP-Induced Parkinson's Disease via the TLR4/PI3K/AKT/NF-κB Pathway Stimulated by α-Synuclein. Neurochem Res 2021; 46:3050-3058.

260. Zhou Z, Zhou R, Zhang Z, Li K. The Association Between Vitamin D Status, Vitamin D Supplementation, Sunlight Exposure, and Parkinson's Disease: A Systematic Review and Meta-Analysis. Med Sci Monit 2019; 25:666-674.

261. Zhu M, Liu X, Ye Y, et al. Gut Microbiota: A Novel Therapeutic Target for Parkinson's Disease. Front Immunol 2022; 13:937555.

262. Zhuo C, Zhu X, Jiang R, Ji F, Su Z, Xue R, Zhou Y. Comparison for Efficacy and Tolerability among Ten Drugs for Treatment of Parkinson's Disease: A Network Meta-Analysis. Sci Rep *2017; 8:45865*. doi: 10.1038/srep45865.

263. Zoladz JA, Pilc A, Majerczak J et al. Endurance training increases plasma brain-derived neurotrophic factor concentration in young healthy men. *J Physiol Pharmacol* 2008; 59(suppl 7):119-132.

264. https://es.statista.com/estadisticas/590962/numero-de-muertes-por-parkinson-en-espana/

TABELA DE CONTEÚDOS

8. Comece com levodopa natural (Mucuna) 83

Finis